中国中医科学院基本科研业务费自主选题项目"中医临床术语规范化应用方法"（ZZ140320-W）、
全国科技名词委科研项目"面向中医真实世界研究的术语字典编纂"（YB2020007）课题成果

中医真实世界医学术语规范化研究

周洪伟　等　编著

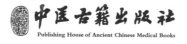

中医古籍出版社

Publishing House of Ancient Chinese Medical Books

图书在版编目（CIP）数据

中医真实世界医学术语规范化研究 / 周洪伟等编著
. —北京：中医古籍出版社，2022.11
ISBN 978-7-5152-2589-0

Ⅰ.①中… Ⅱ.①周… Ⅲ.①中医学—名词术语—规
范化—研究 Ⅳ.① R2-61

中国版本图书馆 CIP 数据核字（2022）第 203790 号

中医真实世界医学术语规范化研究
周洪伟 等 编著

策划编辑 李 淳
责任编辑 李美玲
封面设计 蔡 慧
出版发行 中医古籍出版社
社 址 北京市东城区东直门内南小街 16 号（100700）
电 话 010-64089446（总编室）010-64002949（发行部）
网 址 www.zhongyiguji.com.cn
印 刷 北京市泰锐印刷有限责任公司
开 本 880mm×1230mm 1/32
印 张 4.5
字 数 93 千字
版 次 2022 年 11 月第 1 版 2022 年 11 月第 1 次印刷
书 号 ISBN 978-7-5152-2589-0
定 价 32.00 元

中医真实世界医学术语规范化研究

编著者名单

周洪伟　谢　琪　曹馨宇

刘晨园　王雪玭　姚　渊

王海涛　高瑞凤

序 一

创新来源于丰富的诊疗实践与深入的理论、临床观察总结以及实验研究等方面，如中国中医科学院中药研究所青蒿素的研制成功，为恶性疟疾提供了高效、速效的治法，为国际医药界所广泛推崇。而从临床文献加以分析，此创新渊源于中医临床古籍，即青蒿以水渍，绞取汁饮服治疗疟疾，首见于晋代葛洪所著《肘后备急方》，是中医药继承与创新完美结合的范例，也体现了中医古籍临床文献的重要学术价值。中医古籍的文字比较深奥，有言简意赅的特点，首先要突破"文字关"。文字不懂的地方，多翻翻辞典、字典，老老实实地按照经文含义的本来面目去学习阅读。遇到一些难以领悟或前后矛盾的地方，更要多方面探索，认识它的实质内容，才能够探求到经义精髓。

《中医真实世界医学术语规范化研究》一书，正是在"文字关"上下功夫，探讨中医术语学基础、标准化和研究的方法。全书内容精湛，章节明晰，表述晓畅，切于实用，从其选题设计到分工编写，较准确地考虑到当前中医学术语应用的需要，总体上具备以下主要特色：首先，作者广泛参阅了术语学理论研究著述，使文字工作有了理论性的指导；同时，作者完整地查阅掌握了中医术语在国际标准、国家标准、行业标准、团体标准各方面的成果和进展；图书的编写学术与应用并重，选取了儿科和痫病，以"一科一病"为范例，详细地解读了中医古籍文字工作如何着手，体现了作者在继承中求发扬的学习思路和方法，内容翔实，有很强的实用性，对从事中医古籍研究工作将会发挥重要参考作用。

编写组的青年时贤思路敏捷、勤勉笃学、注重实干，他们通力合作，精心策划编撰此书，也印证了宋代医学家严用和在《济生方·自序》中所说"医之为艺，诚难"。

现值此书刊行之际，谨致衷心的祝贺。

国医大师 余瀛鳌

2022 年 10 月 15 日

序二

我怀着极大的兴趣通读了《中医真实世界医学术语规范化研究》一书，此书给我们介绍了术语学理论和术语规范化的基本知识，并结合中医药技术的研究，对于中医儿科和癫狂痫的术语做了分析。术语是科学技术知识在人类自然语言中的结晶，中医药的术语是中国传统医学知识在汉语中的结晶，本书的出版有助于中医药术语的深入研究和规范化应用。

我认为，本书具有如下的特点：

第一，本书对于术语标准化工作做了全面系统的总结。术语的标准化应当先于技术的标准化，由于在相同的技术领域内，同时有不同的专家进行着自己的工作，因此，对于相同的概念，不同的专家往往会使用不同的术语来命名，这就会导致术语命名的混乱。为了减少这种混乱现象的发生，在进行技术的标准化之前，必须先进行相应技术的术语标准化，当术语的命名得到协调之后，就可以加速技术标准化的进程，因此，术语的标准化是非常重要的工作。本书首先介绍了国际术语标准，着重地介绍了国际标准化组织（International Organization for Standardization, ISO）语言与术语（language and terminology）技术委员会（ISO/

TC 37）的工作，并且介绍了在当今多元文化和多语言社会中 ISO/TC 37 制定的标准，接着又介绍了国际标准化组织中医药（Traditional Chinese Medicine）技术委员会（ISO/TC 249）的工作及其制定的标准。对于国内标准，本书介绍了国家标准化管理委员会（Standardization Administration of China，SAC）批准发布的国家标准、中医药领域有代表性的国家标准以及中医药领域的行业标准。本书的这些介绍，使我们对于国内外中医药的各种标准，获得了一个鸟瞰式的认识，便于查询和研究。

第二，本书对于中医药典籍中的术语做了深入系统的分析。中医药术语浩如烟海，本书以儿科术语和癫狂痫术语为实例，对于儿科术语和癫狂痫术语进行了深入系统的分析。本书采用语料库的方法，将中医儿科语料库中经审核和去重获得的语料信息按儿童保健、新生儿病证、时行疾病、寄生虫病、肺系病证、脾胃系病证、心系病证、肝系病证、肾系病证、五官科病证、外科病证、小儿杂病的体系进行分类，获得与某一疾病相关联的儿科病名集合，再把集合中的每条语料信息进行疾病辨析，然后根据有关标准，找到有明确代表性含义的首选术语，其余的作为同义术语，并将每个疾病的病名集合按其症状表现、病因病机等定名原则进行划分，明确上下位关系，最终规范出中医儿科的首选术语。本书还考察了富含癫狂痫相关论述的中医药古籍文献，研究其历史分布规律，探索其病名的演变过程，对癫狂痫的病因病机及治疗方法进行辨析，为临床治疗癫狂痫提供了理论根据和诊疗思路。本书的这些研究都是很有应用价值的。

目前，中医真实世界医学术语规范化的研究已逐渐受到重视，我们应在继承传统中医药理论的基础上，充分利用计算机等现代信息技术，深入挖掘中医诊治疾病的实质，重新审查、评价、补充、修订、更新现有的科研思路与方法，进一步推动中医术语的规范化和标准化。

《中国科技术语》杂志副主编　冯志伟

2022 年 10 月 15 日

前 言

文字是一个文明得以发展的重要前提，汉字绵延几千年使用至今，这在世界上也是罕见的。然而我国地域辽阔，文字发展亦自有其规律。从历史角度来看，"野蛮人的语言，总括的名词，虽比我们少，各别的名词，却比我们多"[1]。中医学发展历经千年，其名词术语词义历经演变，常见一词多义、一义多词等现象，严重制约了中医药传承创新发展。

在中国中医科学院基本科研业务费自主选题项目"中医临床术语规范化应用方法"、全国科技名词委科研项目"面向中医真实世界研究的术语字典编纂"等资助下，我们起草完成了中华中医药学会团体标准 T/CACM 1415—2022《中医真实世界研究医学术语应用技术规范》，在此过程中我们对术语学基本概念、术语工作内容与流程、国内外术语标准研制进展等进行了调研整理，并以中医儿科病名、痫病等为例进行了示范研究。

本书由周洪伟（中国中医科学院中医药数据中心）、谢琪（中国中医科学院）、曹馨宇（中国标准化研究院基础标准化研究所）、王雪玭（中国中医科学院中医临床基础医

[1] 吕思勉. 中国通史 [M]. 上海：上海古籍出版社，2009.

学研究所）、姚渊（中国中医科学院中医临床基础医学研究所）、刘晨园（中国中医科学院中医临床基础医学研究所）、王海涛（中国标准化研究院基础标准化研究所）、高瑞凤（华北电力大学）等共同完成。每位作者撰写的具体章节为：

周洪伟：第一章；

曹馨宇：第二章"国际标准"部分；

谢　琪：第二章"国家标准""行业标准""团体标准"部分；

王雪玭：第三章；

姚　渊：第四章；

刘晨园：第五章。

全书由谢琪、周洪伟统稿，王海涛、高瑞凤对全书进行了审订。

编著者

2022 年 9 月

CONTENTS **目 录**

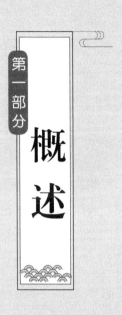

第一部分

概述

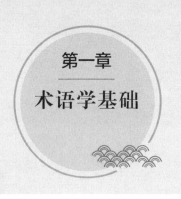

第一章
术语学基础

1988年9月，邓小平在会见捷克斯洛伐克总统胡萨克时，提出了"科学技术是第一生产力"的著名论断。其中，"自然科学的成果是概念"[2]。科学技术的发展及其推广应用，离不开科技术语的确立与使用。

我国古代著名思想家荀况在其著作集《荀子》中，即提出了"制名以指实"（《荀子·正名》）的观点，以及"共名""别名"（《荀子·正名》）等概念。汉代《尔雅》一书，列《释天》等16篇收录了名物词1400余条。

近代以来，伴随着西方科学技术迅速发展，国内外交流合作日趋紧密，科技术语引起了人们的日益重视，其中瑞典植物学家林奈首创的植物双名命名法，一般被认为是术语命名原则和方法研究的先驱。1931年奥地利科学家维斯特在其发表的《在工程技术中（特别是在电工学中）的国际语言规

[2] 列宁.哲学笔记[M].中共中央编译局，编译.北京：人民出版社，1974：290.

范》(*Internationale Sprachnormung in der Technik*，*besonders in der Elektrotechnik*) 一文中，首次提出了现代术语学的基本原则和方法，奠定了现代术语学的理论基础。

一、术语相关基本概念

1. 概念

通过对特征的独特组合而形成的知识单位[3]。

概念问题是认知科学、语言哲学、进化心理学等学科共同关注的关键问题之一。西方哲学家柏拉图[4]在其著作《理想国》中提出了"线论"，对感性经验认识和理性概念认识进行了区分，认为存在着可见世界(το ορατον)和可知世界(το νοητον)。可见世界包括影像和经验事物，而可知世界包括形式和本原。他这样说："至于可知世界的另一部分，你要知道，我指的是，理性本身凭借论辩的能力所触及的东西，它不把假设当作本原，而只是作为假设，就像起步的台阶一样，为的是达到无须假设的东西，臻于万物的本原，在触及它后，又返回来去把握那些分有它的东西，这样一直下降到结论，它不利用任何可感知物，而是利用形式本身，通过形式到达形式，最终以形式结束。"(即概念思维)亚里士

[3] 全国术语标准化技术委员会. 术语工作 词汇 第1部分: 理论与应用 [S]. 北京: 中国标准出版社，2001: 6.

[4] 柏拉图. 理想国 [M]. 北京: 商务印书馆，1986.

多德[5]认为理性认识是个别事物的"共相"，可通过以下十个具体范畴进行规定，他说："一切非复合词包括：实体、数量、性质、关系、何地、何时、所处、所有、动作、承受。"此后，围绕着一般（概念）或共性是否存在等问题引发了哲学界唯名论与唯实论之间的长期斗争。阿伯拉尔[6]认为是人的思维把许多个别的相似性抽象出来从而形成的概念，一个特殊的词能够表示唯一的东西，从这一点出发，个别是真实存在的，但一般的词却不是如此。康德[7]建构了纯粹理性批判和实践理性批判，提出："我们之所以能够从经验中提炼出清晰之概念，只是因为这些概念原本是我们将其放入经验的。"列宁[8]则指出，"物质是标志客观实在的哲学范畴，这种客观实在是人通过感觉感知的，它不依赖于我们的感觉而存在，为我们的感觉所复写、摄影、反映。"随着认知科学的发展，人们既关注人脑中概念的存在形式，也对如何获取概念愈发感兴趣，发展出了概念结构理论和概念获取理论等学说[9]。石里克[10]认为"我们获得概念的方法是通过把各种特征彼此区分开来并且给每一个特征赋予一个名称"，"概

[5]亚里士多德.范畴篇[M].北京：商务印书馆，2003.

[6]阿伯拉尔.对波尔费留的注释[M]//西方哲学原著选读：上卷.北京：商务印书馆，1981.

[7]康德.存粹理性批判[M].北京：商务印书馆，1960.

[8]列宁.列宁选集：第2卷[M].中共中央马克思恩格斯列宁斯大林著作编译局，编.北京：人民出版社，1995.

[9]戴潘.福多"概念"理论研究[D].上海：复旦大学，2010.

[10]石里克.普通认识论[M].李步楼，译.北京：商务印书馆，2010.

念的形成要以区分作为必要的前提"，知识是"旧概念"产生了"新联系"。德国数学家维勒进一步提出"形式概念分析理论"[11]，该理论可通过对概念的数学化描述实现对哲学中概念理解的形式化。该理论与其他理论相结合，产生了一系列概念格扩展模型，并已在中医药领域得到一定的应用。

2. 本体论

本体论，论述各种关于"有"的抽象的、完全普遍的哲学范畴，认为"有"是唯一的，善的；其中出现了唯一者、偶性、实体、因果、现象等范畴；这是抽象的形而上学[12]。

当下哲学研究可能正经历由"本体论"哲学—"认识论"转向—"语言学"转向的过程。与此同时，存在问题仍然是哲学研究中的根本问题之一。本体论作为一门学问起源于对万物本原的追问，其关注的是作为世界统一性的终极存在，寻求作为知识统一性的终极解释，探索作为意义统一性的终极价值[13]。为了把握"存在"，哲学家将世界分为可见世界和可知世界，毕达哥拉斯的"数"、赫拉克利特的"逻各斯"、巴门尼德的"存在"、柏拉图的"理念世界"等，都属于这类超出感官世界

[11]Ganter B., Wille R..Formal Concept Analysis: Mathematical Fundations[M].New York: Springer-Verlag, 1999.

[12]黑格尔.哲学史讲演录 [M].北京：商务印书馆，1959.

[13]孙正聿.本体的反思与表征——追问和理解哲学的一种思路 [J].哲学动态，2001，（3）：2-7.

的"本体"世界。于是，哲学一开始就生存于一个"破裂的领域——双向度的领域之中"[14]。近代哲学家笛卡尔在《哲学原理》[15]中写道："所有哲学就像一棵树，形而上学是根，物理学是树干，所有其他的科学是从树干上长出来的树枝，这些科学可以归结为主要的三种，即医学、机械学和伦理学。"这个比喻显示出他是最早把思维与存在关系确立为理解存在问题的逻辑起点的哲学家。黑格尔[16]认为："哲学用以观察历史的唯一的'思想'便是理性这个简单的概念。理性是世界的主宰，世界历史因此是一种合理的过程。"黑格尔的整个哲学体系，都在表述这样一个基本观念：本体不是一个自身存在的现实性，它只是贯通在宇宙体系或存在过程中的一个共相[17]。马克思主义在哲学史上的重大变革是通过批判以黑格尔为代表的"本体论"理论实现的，"从前的一切唯物主义——包括费尔巴哈的唯物主义——的主要缺点是：对对象、现实、感性，只是从客体的或者直观的形式去理解，而不是把它们当作人的感性活动，当作实践去理解，不是从主体方面去理解。因此，和唯物主义相反，能动的方面却被唯心主义抽象地发展了，当然，唯心主义是不知道现实的、感性的活动本身的。"[18] 马克

---

[14] 马尔库塞. 单向度的人 [M]. 上海：上海译文出版社，1989.

[15] René Descartes.Principles of Philosophy[M]. translated by Blair Reynolds.NewYork：Lewiston, 1988.

[16] 黑格尔. 历史哲学 [M]. 王造石，译. 上海书店出版社，2006.

[17] 邹化政. 黑格尔哲学统观 [M]. 吉林人民出版社，1991.

[18] 中共中央马克思主义著作编译局. 马克斯恩克斯主义选集：第一卷 [M]. 北京：人民出版社，1995.

思主义从根本上颠覆了追求彼岸的先验世界"本体论"哲学，同时赋予了"本体论"全新的含义。真正的"是"并不是逻辑性的先验原理，而是现实的生活实践，先验的逻辑规定性并不具有充分的自足性，它总是深植于生活实践之中并必须从后者那里得到理解和说明[19]。近年来，本体论在计算机科学领域取得了长足发展[20, 21, 22]。

3. 指称

概念的表达方式[23]。

实在与语言之间的关系研究（包括名称与个体之间的指称关系以及命题与事实之间的关系）是西方语言哲学领域指称理论的主要任务。对于科技术语，所指是否存在，关系到对科技理论的认知及其发展与传播，是现代科学实在论与非实在论争论的焦点之一。实在与语言之间的关系研究（包括名称与个体之间的指称关系，以及命题与事实之间的关系），是西

[19] 贺来."本体论"究竟是什么——评《本体论研究》[J]. 长白学刊，2001，（5）：46-52.

[20] T R Gruber.A translation approach to portable ontology specifications[M]. Stanford University，1993.

[21] T R Gruber.Towards principles for the design of ontologies used for knowledge sharing[M].Stanford University，1993.

[22] N Guarino.Formal ontology and information systems·In：Proc of the1st Int'l Conf on Formal Ontology in Information Systems [C].Trento，Italy：IOS Press，1998:3-15.

[23] 全国术语标准化技术委员会．术语工作 词汇 第1部分：理论与应用 [S].北京：中国标准出版社，2001：6.

方语言哲学领域指称理论的主要任务。穆勒[24]对专名和通名进行了区分，认为"专名是没有内涵的，它们指示用它们称呼的个体，但是它们并没有指示和蕴含这些个体具有什么属性"，而"通名经常被定义为这样一组名词，它们能够在同一意义上被应用于不定数目中的每一个事物"。同时，他首次提出了"内涵"和"外延"这一对特别重要的概念。弗雷格进一步对概念词的含义和指称进行了区分，认为"专名的含义是其表达式本身的思想，指称是其所描述的个体对象；概念词的含义是所在句子意思的一部分，指称就是概念本身；句子的含义就是句子本身所表达的意思，然而它的指称却比较特殊，指的是它的真值，也就是句子的真假"[25]。此后，罗素《论指谓》的发表标志着分析哲学真正意义上的诞生，文中开始了对摹状词理论的探讨，将纯粹的逻辑推演引入哲学领域，比较完美地解决了同一律难题、排中律难题和存在难题。塞尔进一步修正了罗素的理论，前期他与维特根斯坦一样持簇描述理论观点，簇摹状词是一个由具有家族相似关系的摹状词构成的开放集合，这些摹状词均可描述指称对象的区别特征；后期他意识到人的意向状态与言语行为之间存在内在关联，转而通过意向性分析语言意义。在其代表作《意向性：论心灵哲学》中，塞尔认为"意向性是为许多心理状态和事件所具有的这样一种性

[24] 约翰·斯图亚特·穆勒. 逻辑体系 [M]. 郭武军，杨航，译. 上海：上海交通大学出版社，2014.

[25] 李培. 弗雷格涵义与指称理论研究 [D]. 河北：燕山大学，2012.

质，即这些心理状态或事件通过它而指向或关于或涉及世界上的对象和事态"。受后现代主义思潮影响，蒯因运用"语义上溯"策略提出"本体论承诺"。他提到，"当且仅当为了使我们的一个断定是真的，我们必须把所谓被假定的东西看作是在我们的变项所涉及的范围之内，才能确信一个特定的本体论的许诺""该策略是上溯到两个根本不同的概念图式的共同部分的策略，能较好地讨论两个根本不同的基础"[26]。伴随着克里普克《命名与必然性》的发表，其提出的"直接指称理论"对传统摹状词及簇摹状词理论造成重大冲击。克里普克认为试图将专名转化为摹状词或一簇摹状词的方式是根本错误的，而应通过命名仪式以及因果传递的方式，使专名的指称得以保留，与此同时，通过物质本质的阐明，自然种类词的严格性也可得以保留。

4. 术语

在特定专业领域中一般概念的词语指称[27]。

知识和思想的表征、交流、传播甚至构造都离不开语言。人们通常将对科学思想、理论、知识等进行表述、加工、交流、记录时所使用的手段、工具、载体，统称为科学语言，其中最重要的是术语。术语的定义既是术语理论研究的首要问

[26] 蒯因.蒯因著作集：第四卷 [M].涂纪亮，陈波，编译.北京：中国人民大学出版社，2007.

[27] 全国术语标准化技术委员会.术语工作 词汇 第 1 部分：理论与应用 [S].北京：中国标准出版社，2001：6.

题，也是术语理论的核心问题。无论是哲学、逻辑学学者，还是术语学、语言学学者，人们致力于从各自学科视角尝试定义"术语"。哲学关注术语形成的原因，即概念与判断是抽象思维的产物，"术语是概念的语言标记"[28]"科技名词术语是科学概念的语言符号"[29]。GB/T 10112—2019《术语工作原则与方法》认为："在创建术语或词汇的过程中，应充分理解人类知识内某一专业领域的相关概念。因为术语工作往往处理某一特定知识领域（也就是专业领域）内的专门语言，因此概念不仅被认为是一个思想单元，还能是一个知识单元。"兹维金采夫认为，术语更接近符号而不是词汇，如术语具有单义性，可用符号替代；不受语言制约的独立性；不具有词汇意义；伴随学科发展而发展等。逻辑定义第一位关注的是术语与概念的关系，阿赫玛诺娃认为术语是"为准确表达专业概念和指称专业事物而构建（采纳、借用）的专业（科学、技术等）语言的词或词组"。在术语学家看来，术语是特殊的词。如隆多[30]提出："事实上，在术语学中问题不在于知道某个语言形式指的是什么，而在于知道当某个概念有明确的定义后，用哪个语言形式代表这一概念。换句话说，词汇学家辨明一个语言形式以后，就试图确定该语言形式的意义（一个或数个）。与这种方法相反，术语学家从概念（所指）出发去

---

[28] Devore，J.Probability and Statistics[M].Pacific Grove：Brooks ／ Cole，2000.

[29] 钱三强.《天文学名词》的序 [J]. 自然科学术语研究，1987（1）：49.

[30] 隆多 . 术语学概论 [M]. 北京：科学出版社，1985.

思考这个概念的名称是什么。如果它没有名称，那么怎样给它命名呢？术语学家这一观点是建立在概念先于名称这一术语学基本原理上的。"语言学家对术语的定义主要关注于术语是否等同于一般词汇。索绪尔[31]指出，任何语言符号都是由概念和音响形象结合而成的；概念叫作"所指"，音响形象叫作"能指"，能指和所指之间的关系是约定俗成的，具有任意性的特点。术语学需要从概念（所指）出发研究这个概念的名称（能指）是什么，即术语的概念先于名称。随着计算机科学的发展，知识本体的理论和方法逐步应用于术语研究中，不要试图对"术语"这一事物进行定义，而应为其研究对象进行定义。

5. 术语学

研究术语基本规则的科学，也就是研究概念、概念系统和概念符号的科学[32]。

20 世纪初，国际电工委员会就已经着手术语标准化工作。随着此项工作的广泛开展，经过以维斯特和洛特为代表的学者们的不懈努力，术语学作为一门独立学科逐步成形。作为一门独立的综合性学科，术语学与语言学、逻辑学、符号学、信息学及科学学等学科的联系既密不可分又不断受到其他学科发展

[31] 索绪尔.普通语言学教程[M].高名凯，译.北京：商务印书馆，1980.

[32] 赫尔穆特·费尔伯.术语学、知识论和知识技术[M].邱碧华，译.商务印书馆，2011.

后对其理论原则的质疑与挑战。理论术语学研究主要包括一般术语学、个别术语学、类型术语学、对比术语学、语义术语学、称名术语学、历史术语学、术语学史、功能术语学、术语学篇章理论和认知术语学等研究方向；应用术语学包括术语词典学、术语标准化、术语翻译、术语编辑和术语数据库等内容[33]。术语学创立的初衷是通过术语标准化的工作，减少科技语言中的歧义，让术语成为交流的有效工具。由此推动国际标准化协会于1936年建立了第37技术委员会（又称术语学委员会），1971年在奥地利成立国际术语情报中心（The International Information Centre for Terminology，Infoterm），该中心致力于国际术语网络（TermNet）的建设工作。术语学在经历了20世纪60年代至20世纪80年代的稳定发展期后，在20世纪90年代步入了术语学多元思想和理论发展时期。如法国学者高丁于1993年提出社会术语学理论，主张根据术语使用的社会语境来考虑术语的社会层面和社会变化意义；法国学者鲍瑞高和思络赞于1999年提出文本术语学理论，以语料语言学为基础，认为应该在文本语篇中来研究术语，术语分析应以语料为基础；西班牙学者卡布瑞于2000年提出术语学交际理论，认为要重视术语的交际层面，注意术语在多种交际情景中的作用；泰莫曼于2000年提出社会认知术语学，强调描述术语时要考虑术语的历时面和社会面，科技领域的知

---

[33] 孙寰.术语学内部的不同研究方向[J].科技术语研究，2006,8（4）：4-7.

识是可以亲身体验的，科技概念及其特征只有亲身体验才可以认知；阿玛得等发展形成了计算机术语学，它是术语学与计算机科学的结合或者说是计算机技术与信息网络技术在术语学中的应用，其最重要的应用成果就是术语数据库；此外西班牙格拉纳达大学的 LexiCon 研究团队还提出了框架术语学等 [34, 35]。

二、术语工作

1. 术语工作内容

全如瑊[36]认为，术语学工作实际包括两个不同的部分：规范性术语工作和描述性术语工作。前者包括根据人类知识框架构建标准化的术语集，因此可以把它看作是术语的基本建设，而在术语集建立以后，还要不断地进行更新和维护。后者目前主要是在人文学科和新兴领域中从事术语资料的收集和描述，但更重要的应是整理，即结合知识框架对这些杂乱无序的术语进行概念分析，比较其间异同，理清其间的逻辑关系和发展脉络。李宇明[37]将术语工

[34] 梁爱林. 论国外术语研究的新趋向 [J]. 外语学刊，2006，（3）：55-59.

[35] 卢华国. 框架术语学的三大研究焦点 [J]. 中国科技术语，2021，23（1）：3-9.

[36] 全如瑊. 术语的理论与实践 第四部分 术语工作（1）[J]. 术语标准化与信息技术，2003，（4）：13-15.

[37] 李宇明. 术语论 [J]. 语言科学，2003，2（3）：3-12.

作概括为术语本土化、术语规范化和术语国际化三部分，其中术语本土化是指将外语中的科技术语引入到本民族语言中，其实质是改变术语的语言形式，用本族语言翻译外国科技术语；术语规范化包括对本族自生术语的规范和引进术语的规范；术语国际化有两重含义，第一重含义指将本土术语输出到国际社会，可称为"术语输出"，第二重含义指本土术语与国际社会尽量采取一致的形式，可称为"术语一致"。

针对某一特定的专业领域，术语工作一般包括下列活动[38]：

（1）对概念和概念符号之间的"是—对应"关系、对概念描述或者组成部分描述，以及对各种术语学意义上的关系（概念关系或者存在关系）———一句话，对术语编纂数据进行收集、整理和研究；

（2）对术语系统（概念系统、存在系统等）进行考察、研究、构建和 / 或者规定；

（3）对概念和概念符号之间的"应该—对应"关系进行考察、研究、构建和 / 或者规定；

（4）对概念描述或者组成部分描述进行考察、研究、构建和 / 或者规定；

（5）在上述术语工作的各个环节中，需要随时记录和保存

[38] H. 费尔伯，G. 布丁 . 术语学理论与实践 [M]. 邱碧华，译 . 黑龙江大学出版社，2022.

好已经形成的术语数据。

除此之外，针对多语种的术语工作还需要补充下面一点：

采用不同语言表示的概念、组成部分、概念描述或者组成部分描述、概念系统或者存在系统，它们之间必须可以进行比较对照和／或者协调适应。另外，要弄清楚采用不同语言表示的概念或者组成部分之间的对应程度如何，还要标明不同语言中概念符合等效物之间的等效程度。

2. 术语工作流程

根据目标的不同，术语工作可分为确定性的术语工作和规定性的术语工作[39]。前者主要从事术语的"是—调查"（确定术语的"是—标准"）工作，后者则是制定术语标准的"应该—状态"（或者说"应该—标准""必须—标准"）工作。

（1）确定术语领域

首先应对术语项目的专业领域进行界定，如果这个专业领域已经有了现成的分类系统，或者这个领域的专业书籍中已经有了系统化编排的目录索引，可以对其可复用性进行考察。

（2）调研和资料收集

根据术语项目的类型，可通过用户调查、专家咨询等方式了解术语工作的具体需求，并系统搜集相关标准化和规范化的术语、科学和技术专业词典、相关教科书以及已建立的主题词

15
·
第一部分

第一章 术语学基础

---

[39] H. 费尔伯，G. 布丁 . 术语学理论与实践 [M]. 邱碧华，译 . 黑龙江大学出版社，2022.

表等资料。

（3）建立标准术语集

术语概念系既可以采用自底向上的方式构建，也可以采用自顶向下的方式构建。在小规模的术语工作中，多采用自底向上的方式；而在大规模的术语工作中，则还需要兼顾自顶向下的方式。

建立术语概念系的基础是概念，具体可分为一般概念和个体概念。如果某一概念反映了两个或多个客体，这些客体因为具有某些相同的性质而组织在一起，则这个概念被称为一般概念；如果某一概念反映了单一客体，或者当某一客体是由多个组成部分组成但仍然被认为是一个单独整体的时候，则这个概念被称为个体概念[40]。

概念之间彼此关联（包括但不限于层级关系、关联关系等），通过各种关系构建起来的一系列概念集合形成了概念体系。一个专业的标准术语集是许多概念指称的集合。

（4）术语规范化与术语标准化

术语工作多是从一个国际性的科学专业组织（如国际标准化组织、国际电工委员会等）开始的，然后在国家层面的相关组织中产生响应反响。其中国际标准化组织的标准研制主要有七个阶段：预阶段（PWI）、提案阶段（NP）、准备阶段（WD）、委员会阶段（CD）、询问阶段（DIS）、批准阶段

---

[40] 全国术语与语言内容资源标准化技术委员会. 术语工作 原则与方法 [S]. 北京：中国标准出版社，2019：8.

（FDIS）和出版阶段（IS）。

3. 国外术语工作概述

（1）俄罗斯

俄罗斯术语工作起步较早，是最早将术语学作为一门独立的学科进行研究的国家。以洛特、德列津、戈龙文等为代表的学者对术语学理论进行了较深入的研究，如洛特在《论科技术语当前面临的几个任务》一文中，提出术语应简单明了，没有同义词和同音词等原则至今仍具有较广泛影响。

全俄分类、术语与标准化及质量信息科研所是俄罗斯术语标准化工作的领导部门，其颁布的《术语标准和制定规范》是俄罗斯术语工作的指导文件。

（2）奥地利

以维斯特、费尔伯为代表的学者在术语学领域进行了许多开拓性的工作，创建了普通术语学、术语知识工程学等多个学科，其所著专著《普通术语学和术语词典编纂学导论》受到国际术语学界的广泛推崇。

奥地利标准化学会主要负责奥地利的标准化工作，其下辖的033委员会负责术语和其他语言资源相关内容。

（3）法国

1972年法国颁布了《关于丰富法语语言的第72-19号法令》，规定在国家部委中建立各术语委员会，其任务是：在某一领域建立法语词汇缺失的清单；建议必要的术语，指称新的现实或代替法语中的借用词汇。术语一旦最终确定，国家行政部门以及公共服务部门必须并且是唯一使用。

之后法国又先后颁布了《有关法语使用的第 94-665 号法案》（又称《杜蓬法》）、《关于丰富法国语言的第 96-02 号法令》，规定了法国术语主要机构、主要职责、术语制定过程及其传播方法。法国成立了法国术语与新词总委员会及 18 个专业术语与新词委员会，这些委员会是术语工作的核心部门。

（4）瑞士

1995 年瑞士通过了《联邦行政语言服务部门条例》，规定由术语科负责协调各部的翻译工作并管理瑞士官方多语种术语库。现已出版了《术语文档编写指南》，并开发了数据库文件质量验证与词汇表发布程序。

（5）加拿大

1974 年加拿大布拉撒政府通过了《有关官方语言的法律》。该法律规定，设立"语言研究—术语委员会"，负责进行语言方面的研究并协调魁北克地区语言方面的研究工作。1977 年第一届魁北克政府通过了《法语宪章》，赋予魁北克法语办公室确定并引导魁北克省有关"语言规范化、术语以及行政部门和企业法语化进程"的职责。

1985 年，加拿大政府颁布了《关于翻译室的法律》。翻译室须下设术语中心，开展术语研究、撰写并颁布术语指令和公告等工作。

（6）韩国

1969 年韩国文教部组织出版了《科学技术用语集》，对术语分领域进行编纂。2005 年颁布《国语基本法》和《国语基本法实施令》，规定为实现术语的标准化及体系化，成立术语标准化协议会，并对开展术语工作的步骤进行了规定。

4. 中国的术语规范化工作

（1）全国科学技术名词审定委员会（原称"全国自然科学名词审定委员会"）

1978 年中国科学大会的隆重召开，拉开了现代科技快速发展的帷幕。为适应我国科学技术事业发展的需要，促进自然科学术语规范化、标准化，国家科委、中国科学院经研究决定，以中国科学院牵头，重新成立全国自然科学名词审定委员会。1978 年 12 月，国务院批准了国家科委、中国科学院联合上报的《关于成立全国自然科学名词审定委员会的报告》。在严济慈院士的领导下，筹备工作有序展开。1985 年 4 月 25 日，全国自然科学名词审定委员会成立大会在京隆重召开，会议通过了《全国自然科学名词审定委员会组织条例》和《全国自然科学名词审定工作条例》。钱三强任第一届全国自然科学名词审定委员会主任委员，中国科学院叶笃正和吴凤鸣、国家科委胡兆森、国家教委吴衍庆、中国科协王寿仁和国家标准局戴荷生六人任副主任委员。

根据《国务院关于公布天文学名词问题的批复》（国函〔

1987〕142 号），"全国自然科学名词审定委员会是经国务院批准成立的。审定、公布各学科名词，是该委员会的职权范围，经其审定的自然科学名词具有权威性和约束力，全国各科研、教学、生产、经营、新闻出版等单位应遵照使用"。1990 年 6 月 23 日，国家科委、中国科学院、国家教委、新闻出版署联合下发《关于使用全国自然科学名词审定委员会公布的科技名词的通知》，要求"各新闻单位要通过各种传播媒介宣传名词统一的重要意义，并带头使用已公布的名词""各编辑出版单位今后出版的有关书、刊、文献、资料，要求使用公布的名词。特别是各种工具书，应把是否使用已公布的规范词，作为衡量该书质量的标准之一""凡已公布的各学科名词，今后编写出版的各类教材都应遵照使用"。

1995 年 9 月，经中央机构编制委员会批准，全国自然科学名词审定委员会的办事机构——全国自然科学名词审定委员会事务中心正式成立。其主要职责包括：执行全国科技名词委各项决议，组织实施和落实科学技术名词审定和公布任务，组织与协调各审定委员会的工作，编辑出版已公布科学技术名词出版物，开展国内外学术交流，组织海峡两岸及港澳地区科学技术名词交流对照统一工作，开展科学技术名词规范宣传推广和科学普及工作，处理全国科技名词委日常事务。事务中心的成立，为科学技术名词规范化事业提供了体制、经费等方面的保证。

根据《全国科学技术名词审定委员会科学技术名词审定原则及方法》（修订稿），科技名词定名应遵循单义性、科学性、系统性、简明性、民族性、国际性和约定俗成等原则，同时还应注意协调一致。截至 2021 年 10 月，全国科技名词委组建科学分委员会 133 个，审定公布基础科学、工程与技术科学、农业科学、医学、人文社会科学、军事科学等各个领域规范名词 140 余种。

（2）全国语言与术语标准化技术委员会

1985 年 10 月国家技术监督局决定成立全国术语标准化技术委员会（2019 年改名为全国语言与术语标准化技术委员会），负责术语的标准化工作，秘书处设在中国标准化与信息分类编码研究所。1986 年成立了辞书编纂分技术委员会，负责全国术语学在辞书编纂专业领域的标准化工作，秘书处现设在商务印书馆；1987 年成立了术语学理论与应用分技术委员会，负责全国术语学理论标准化工作，秘书处现设在全国科学技术名词审定委员会事务中心；1990 年成立了计算机辅助术语工作分技术委员会，负责全国计算机辅助术语的建库和术语的自动发现等专业领域标准化工作，秘书处现设在北京大学计算语言学研究所；1994 年成立了少数民族语分技术委员会，负责全国少数民族语术语标准化工作，秘书处现设在教育部语言文字信息管理司。

全国语言与术语标准化技术委员会自成立以来，先后制（修）订了《术语工作 原则与方法》《标准编写规则 第 1 部分：术语》《术语工作 概念与术语的协调》等一系列国家标准，内容涉及术语学的一般原则和方法、术语数据库、辞书编纂等各个方面，为推动我国名词术语标准化工作起到了重要的作用。

三、中医术语的特点及挑战

1. 中医哲学

中医学根植于中国传统文化的沃土，因而从某种方面可以说，中医学是建立在中国传统哲学基础上的，中国古代诸子百家哲学对中医理论建构具有举足轻重的影响。如中医学借用"气""阴阳""五行"这些哲学范畴，用以说明人体生命活动、病理变化与辨证论治。在中国传统哲学的影响下，中医学逐步发展形成了取象比类、整体观念等思维方式。

古今医家多强调《易》肇医之端，医传《易》之秘。《易传·系辞》曰："《易》也者，象也""近取诸身，远取诸物。"古人通过观察自然和社会现象发展变化，发展形成了阴阳交感学说。进一步的，《易传》将运动的规律称为"道"，认为"一阴一阳之谓道""天地之道，恒久而不已者也"。《黄帝内经》继承了上述观点，提出"天地之道，万物之纲纪""阴静阳燥，阳生阴长，阳杀阴藏，阳化气，阴成形""阴平阳秘，精神乃治；阴阳离决，精气乃绝"等观点。明代医家张介宾[41]进一步指出，"天地之道，以阴阳二气而造化万物，人之生理，以阴阳二气而长养百骸。《易》者易也，见阴阳动静精妙。"古代医家将"象"思维广泛应用于具体临床实践，藏象学说即是通过对人体生理、病理现象的观察，来研究人体各脏

---

[41] 张介宾. 类经图翼 [M]. 北京：人民卫生出版社，1958.

腑生理功能与病理变化及其相互作用的学说。"象，形象也，脏居于内，形见于外，故曰藏象。"[42]"余闻人之合于天道也，内有五脏，以应五音、五色、五时、五味、五位也。"[43]后世四诊合参、八纲八法学说、子午流注等，均受到了《周易》的深刻影响。

2. 中医语言特点

隐喻和转喻是人类的两种基本修辞手段，其中隐喻的发生，是以人们在实实在在的主体和它的隐喻体之间建立的相似性或类比为基础；而转喻的发生，则以实实在在的主体和它的转喻体之间建立的邻近性或相继的联想为基础[44]。有研究表明，中医语言是一种基于隐喻思维的语言[45]。中医隐喻思维和隐喻术语表达不仅能形象地阐释中医学的科学内涵，还与中国传统文化紧密结合在一起。如《黄帝内经》中所载"阴阳者，天地之道也，万物之纲纪也，变化之父母，生杀之本始，神明之府也"，使用隐喻的方法以强调阴阳的重要性；在"东方生风，风生木，木生酸，酸生肝，肝生筋，筋生心，肝主目"一文中，又借用隐喻的方法来说明五行、五脏、五味等之

[42]张景岳.类经[M].北京：学苑出版社，2005.

[43]张秀琴校注.灵枢经[M].北京：中国医药科技出版社，2011.

[44]王铭玉，宋尧.符号语言学[M].上海：上海外语教育出版社，2005：33.

[45]黄慧雯，贾春华.中医隐喻研究12年[J].世界中医药，2021，16（6）：942-946.

间的相互关系。再比如《本草纲目》中记载的"故曰气者血之帅也。气升则升，气降则降；气热则行，气寒则凝"，借用母子关系隐喻来说明气与血的关系。

应当注意的是，中医理论中隐喻的使用，有些是恰当的，有些则存在较大的争议。隐喻是用指称或描述某个范畴的术语来描述另一个范畴的事物或特征，这种范畴错置可导致隐喻指称的不确定性。同时，隐喻指称的范畴具有连续性和模糊性，使得隐喻所涉及的意义结构在很大程度上是开放和无限的。有学者[46]认为，中医"藏象的'取类比象'不是靠精确的数据、指标来进行使人信服的推导，而是靠具有模糊性的整体形象，使思维得到启示触发，在思维跳跃中取得逻辑联系"。

3.中医术语工作面临的挑战

受中医哲学和隐喻表述的影响，中医语言的"文学性""抽象性""多义性""模糊性""文化性""简洁凝练""医哲交融"等特性，严重制约了中医术语工作的发展。

（1）多义性

有学者[47]通过对《中医大辞典·基础理论分册》和《中医大辞典·方剂分册》中的术语进行分析，发现《基础理论分册》中15.8%的术语和《方剂分册》中14.1%的术语存在多

---

[46] 王旭东：中医美学 [M].南京：东南大学出版社，1989.

[47] 许志泉.中医学术语的多义性及其标准化 [J].山东中医学院学报，1994，18（5）：329–333.

义性，并认为中医术语的多义性，既与古代社会文字数量和表现形式受限有关，还与过去医家交流不便等因素有关。

（2）定性描述

中医术语中包含大量的定性描述，特别是在症状术语部分。如症状的有无、症状的持续时间、症状的发生部位、类比的方法（如"身重如带五千钱"），或以程度副词（如"略""微""甚"等）描述，缺乏量化分级标准[48]。

（3）复合症状术语

中医学存在大量的复合症状术语。朱文锋[49]提出"症状各自独立"原则，认为"针对2种或2种以上表现的症状表述，原则上不宜合称为一症"。张志强等[50]强调"训诂学知识是复合症状术语是否拆分表述的前提"，拆分后的症状应能保持独立性；复合症状术语的拆分还应避免丢失或割裂诊疗、评价信息，"如心痛引喉，是心区疼痛引及咽喉作痛，正是其中这种牵引的特性反映出手厥阴心包经和手少阴经经气厥逆的病机。如果我们简单地拆分为心痛、喉痛，不仅会忽略破坏两症状之间的相关性，造成症状性质的改变，而且相应的临床意义随之就会发生改变。"

[48] 王天芳，王庆国，薛晓琳，等．中医症状规范化研究的现状与思考 [J]．北京中医药大学学报，2005，28（4）：19-22.

[49] 刘旺华，朱文锋．中医症状规范化若干问题的思考 [J]．中医杂志，2007，48（6）：555-556.

[50] 张志强，王永炎，盖国忠．论中医症状术语规范中的"症状各自独立"[J]．北京中医药大学学报，2011，34（12）：797-799.

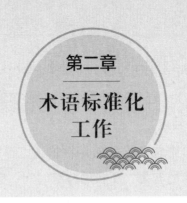

第二章

术语标准化
工作

一、国际标准

1. 语言与术语国际标准化组织（ISO/TC 37）

国际标准化组织语言与术语技术委员会（ISO/TC 37）成立于 1947 年，工作范围是在当今多元文化和多语言社会中，制定与术语、笔译、口译，以及其他建立在语言基础之上的各种活动相关的服务、技术、资源，以及标注描述方法的标准。

ISO/TC 37 秘书处设在中国，周长青任秘书长，Laurent Romary 教授任主席。ISO/TC 37 现有 P 成员 36 个，O 成员 26 个，并与其他 80 多个 ISO 技术委员会（分技术委员会）或国际组织建立联络。ISO/TC 37 下设 5 个分技术委员会和 2 个技术工作组。

（1）SC 1——原则与方法（principles and methods）分技术委员会，主席是 Amparo Alcina 教授，秘书处设在中国标准化研究院，周长青任委员会秘书长，主要负责与术语、术语政策和知识组织相关的原则与方法标准化工作。SC 1 下设 3 个工作组：

—— WG 3：原则、方法和术语（principles，methods and vocabulary）工作组。

—— WG 4：社会术语（socioterminology）工作组。

—— WG 5：术语工作概念建模（concept modelling in terminology work）工作组。

（2）SC 2——术语工作流程和语种编码（terminology workflow and language coding）分技术委员会，主席是 Rute Costa 教授，秘书处设在加拿大，Maryse Benhoff 任秘书长，主要负责面向语言学的术语方法和应用的标准化工作。SC 2 下设 5 个工作组：

—— WG 1：语言变体（language varieties）工作组。

—— WG 2：术语编纂（terminography）工作组。

—— WG 8：字母字符排序标准修订（alphabetical ordering，revision）工作组。

—— WG 9：词典条目的表示表述标准修订（presentation/representation of entries in dictionaries，revision）工作组。

—— JWG 7：ISO 639 修订联合工作组。

（3）SC 3——术语资源管理（management of terminology resources）分技术委员会，主席是 Hanne Smaadahl 教授，秘书处设在德国，Annette Preissner 任秘书长，主要负责术语资源规范、设计和互操作方面的标准化工作。SC 3 下设 4 个工作组：

——WG 1：数据类目（data categories）工作组。

——WG 3：数据交换（data interchange）工作组。

——WG 4：数据库管理（database management）工作组。

——WG 5：术语提取（terminology extraction）工作组。

（4）SC 4——语言资源管理（language resource management）分技术委员会，主席是 Nicoletta Calzolari Zamorani 教授，秘书处设在韩国，Key-Sun Choi 任秘书长，主要负责数字化语言资源建模、规范、设计和编码等标准化工作。SC 4 下设 6 个工作组：

——WG 1：语言资源的基本描述元素和机制（basic descriptors and mechanisms for language resources）工作组。

——WG 2：语义标注（semantic annotation）工作组。

——WG 4：词汇资源（lexical resources）工作组。

——WG 5：语言资源管理工作流程（workflow of language resource management）工作组。

——WG 6：语言学标注（linguistic annotation）工作组。

——WG 8：语言资源维护（language resources curation）工作组。

（5）SC 5——笔译口译和相关技术（translation, interpreting and related technology）分技术委员会，主席是 Maryse Benhoff 教授，秘书处设在德国，Leticia de Anda González 任秘书长，主要负责笔译、口译及与翻译技术、技术写作、内容管理、本地化、全球化、国际化相关的笔译口译等领域的标准化工作。SC 5 下设 6 个工作组：

——WG 1：笔译（translation）工作组。

——WG 2：口译（interpreting）工作组。

——WG 3：口译服务设施设备（facilities and equipment for interpreting services）工作组。

——WG 4：口译笔译教学及培训方案（interpreting and translation teaching and training programs）工作组。

——TCG：术语协调（terminology coordination group）工作组。

——AHG：语音转文本（speech-to-text）特别工作组。

（6）WG 10——技术传播（technical communication）工作组，我国专家崔凯担任召集人。

（7）WG 11——简明语言（plain language）工作组，召集人 Christopher Balmford。

2. 中医药国际标准化组织（ISO/TC 249）

国际标准化组织中医药技术委员会（ISO/TC 249）成立于2009年，秘书处设在中国，桑珍任秘书长，沈远东任主席；主要负责中医药国际标准化工作。其中包括 WG 5 术语和信息（terminology and informatics）工作组，由 Byunghee Koh 担任召集人，负责与中医术语与信息化相关工作。

3. 部分已发布的国际标准

ISO/TC 37 已在术语工作、语言资源、语义标注方向发布了 78 项标准，这些标准都是语言与术语领域重要的基础性标准，对术语标准化工作的重要原则和基本方法进行了详细阐述，为资源的建立、分类及术语标准化应用提供了重要的一般性基础性指导方法，对于开展术语研究、术语标准化、术语标准应用和标准化术语资源服务具有重要的指导性作用。以下列出部分较具有代表性的标准。

（1）ISO 704:2022 Terminology Work—Principles and Methods（《术语工作 原则与方法》）

此标准已被等同采标为国家标准 GB/T 10112—2019《术语工作 原则与方法》。本标准确立了在标准化框架内外准备和汇编术语的基本原则和方法，它描述了对象、概念、定义和名称之间的联系，它还确立了术语和专有名称的形成以及定义书写的一般原则。本标准适用于科学、技术、工业、法律、管理及其他领域的术语工作。标准不涉及国际标准中术语条目的表示规则，这些规则在 ISO 10241-1 和 ISO 10241-2 中进行论述。

（2）ISO 860:2007 Terminology Work—Harmonization of Concepts and Terms（《术语工作 概念和术语的协调》）

此标准已被修改采标为国家标准 GB/T 16785—2012《术语工作 概念和术语的协调》。本标准从方法论角度描述了一种对概念、概念体系、定义和术语进行协调的方案。本标准适用于国家或国际层面上开展的单语或多语语境中概念和术语的协调工作。

（3）ISO 1087:2019 Terminology Work and Terminology Science—Vocabulary（《术语工作和术语学 词汇》）

本标准系统地描述与术语工作和术语科学相关的概念，为术语工作和术语学建立了基本术语和定义，澄清术语在该领域的使用。本标准中所述术语不包括术语工作中特定于计算机应用程序的术语和定义。该标准面向参与术语工作的任何人，尤其是面向标准化人员、术语学家、参与术语工作的其他个人、术语使用者以及处理术语科学和 / 或自然语言处理的研究人员和专业人员。

（4）ISO 10241-1:2011 Terminological Entries in Standards—Part 1:General Requirements and Examples of Presentation（《标准中的术语条目 第 1 部分：一般要求和表示实例》）

本标准规定了标准中术语条目的起草和结构化要求，给出了 ISO 和 IEC 标准中术语条目的实例。术语条目中出现的术语和其他名称可以包括字母、数字、数学符号、印刷符号和句法符号（例如标点符号、连字符、括号、方括号和其他连接符或分隔符），有时可以是字符样式（即字体和粗体、斜体、粗体斜体或其他样式约定），受特定语言、域或主题约定的约束。术语还可以包括标准化符号（可以是不依赖于语言的，也可以是国际协调的，例如数量和单位的符号以及图形符号），这些符号由 ISO 和 IEC 的不同委员会负责。ISO 10241-1:2011 基于 ISO 704 标准给出的原则，并为标准及其索引中的单语和多语言术语条目提供规则。ISO 10241-

1:2011 适用于所有包含术语条目的标准。此标准不涉及标准化机构为编制术语标准而要求的管理程序或技术规范。由于呈现和布局规则本质上与脚本和标准化机构的发布规则密切相关，因此在 ISO 10241-1:2011 中，它们仅在抽象级别上进行处理。

（5）ISO 10241-2:2012 Terminological Entries in Standards—Part 2:Adoption of Standardized Terminological Entries（《标准中的术语条目 第 2 部分：标准化术语条目的采用》）

本标准解决将标准化术语条目引入其他文化和语言环境的问题，特别是区域和国家标准化机构采用国际标准化术语条目的问题。它确立了处理这一进程中要考虑的关键问题的原则和准则。标准还提供了采用标准化机构采用国际标准化术语条目时所发生问题的示例和解决方案，使采用标准化机构的概念系统与国际标准化概念系统保持一致，并准备标准化术语条目作为对国际标准化术语条目的补充。

（6）ISO 15188:2001 Project Management Guidelines for Terminology Standardization（《术语标准化项目管理指南》）

此标准已被修改采标为国家标准 GB/T 19099—2003《术语标准化项目管理指南》。本标准规定了在国际标准化框架内外的术语标准化项目以及协调和统一性项目中应遵循的阶段和程序。本标准分为两个部分，第一部分涉及一般术语标准化，第二部分涉及国际标准化机构（例如 ISO）内的术语标准化。它满足了国家和国际标准化机构的许多成员以及术语工作组的管理人员所表达的对术语标准化项目管理标准的需求，而不仅仅是关于术语工作、项目管理或质量保证过程的需求，这些都包含在其他标准中。本标准适用于术语标准化项目的所有阶段，从最初确定需求到最终满足需求和用户期望。

（7）ISO 16642:2017 Computer Applications in Terminology—Terminological Markup Framework（《术语中计算机应用 术语置标框架》）

本标准规定了表示术语数据集中所记录数据的框架，该框架包括了元模型及用 XML 表示的描述特定术语标记语言的方法；定义了术语标记语言 TML 中约束（而不是某个 TML 的特定的约束）的实现机制。本标准适用于支持术语数据计算机应用的开发和使用，以及不同应用间的数据交换。本标准还定义了允许将一种 TML 表示的数据映射到其他 TML 上的条件。

（8）ISO 30042:2019 Management of Terminology Resources—TermBase eXchange（TBX）（《术语资源管理 TermBase 交换》）

该标准定义了一个表示结构化术语数据的框架，称为TermBase eXchange（TBX），介绍并描述了元模型、核心结构、数据类别和 XML 表示语言要求。在此框架内，可以为特定类型的术语交换场景和术语数据收集定义各种行业标准，称为方言。TBX 旨在支持涉及术语数据的各种类型的过程，包括各种计算机环境下的分析、描述表示、传播和交换。TBX 的主要目的是交换术语数据，它有助于整合或转换来自多个来源的术语数据、比较各种术语数据收集的内容、通过 web 服务使术语在互联网应用程序中动态可用等。

（9）ISO 24614-1:2010 Language Resource Management—Word Segmentation of Written Texts—Part 1:Basic Concepts and General Principles（《语言资源管理 文本分词 第 1 部分：基本概念和一般原则》）

ISO 24614-1:2010 介绍了分词的基本概念和一般原则，并提供与语言无关的准则，使书面文本能够以可靠和可重复的方式分割成分词单元（WSU）。本标准适用于需要将文本分割成单词的许多应用程序和领域，故 ISO 24614-1:2010 可以应用到包括翻译、内容管理、语音技术、计算语言学和词典编纂等在内的领域。

（10）ISO 24617-11:2021 Language Resource Management—Semantic Annotation Framework（SemAF）—Part 11:Measurable Quantitative Information（MQI）（《语言资源管理 语义标准框架（SemAF）第 11 部分：可度量数量信息（MQI）》）

本标准涵盖了数量的可度量或宏观方面，因此本标准专注于 IR（信息检索）、QA（问答）、TS（文本摘要）和其他 NLP（自然语言处理）应用中的测量技术或实际应用。本标准适用于比普通语言使用中发现的一些理论问题具有更多应用相关性的技术领域。

二、国家标准

1. 国家标准化管理委员会

国家市场监督管理总局对外保留国家标准化管理委员会牌子，以国家标准化管理委员会名义，下达国家标准计划，批准发布国家标准，审议并发布标准化政策、管理制度、规划、公告等重要文件；开展强制性国家标准对外通报；协调、指导和监督行业、地方、团体、企业标准工作；代表国家参加国际标准化组织、国际电工委员会和其他国际或区域性标准化组织；承担有关国际合作协议签署工作；承担国务院标准化协调机制日常工作。国家标准化管理委员会批准发布的国家标准类型分为：强制性国家标准（GB）、推荐性国家标准（GB/T）、指导性技术文件（GB/Z）。

2. 中医药领域较有代表性的术语相关国家标准

（1）GB/T 20348—2006《中医基础理论术语》（Basic Theory Nomenclature of Traditional Chinese Medicine）

标准类型：推标

标准状态：现行

发布日期：2006-5-25

实施日期：2006-10-1

中国标准分类（CCS）:C05 医药、卫生、劳动保护－医药、卫生、劳动保护综合－医学

国际标准分类（ICS）：01.040.11 词汇－医药卫生技术（词汇）

此标准界定了中医基础理论中阴阳、五行、藏象、气血精津液、经络、体质、病因、病机、养生、预防、治则、五运六气等的术语及定义，适用于中医教学、医疗、科学研究、管理、出版及国内外学术交流。标准由辽宁中医药大学起草。

（2）GB/T 15657—2021《中医病证分类与代码》（Classification and Codes of Diseases and Patterns of Traditional Chinese Medicine）

标准类型：推标

标准状态：现行

发布日期：2021－10－11

实施日期：2021－10－11

中国标准分类：C10 医药、卫生、劳动保护 － 医药 － 医药综合

国际标准分类：11.020 医药卫生技术 － 医学科学和保健装置综合

此标准规定了中医病证的分类与代码，适用于中医医疗、卫生统计、中医病案管理、中医临床医疗质量评定、科研、教学、出版及国内外学术交流等领域。标准由上海中医药大学、中国中医科学院中国医史文献研究所等 15 家单位共同起草。

（3）GB/T 16751.1—1997《中医临床诊疗术语 疾病部分》（Clinic Terminology of Traditional Chinese Medical Diagnosis and Treatment—Diseases）

标准类型：推标

标准状态：现行

发布日期：1997-3-4

实施日期：1997-10-1

中国标准分类：C05 医药、卫生、劳动保护－医药、卫生、劳动保护综合－医学

国际标准分类：11.020 医药卫生技术－医学科学和保健装置综合

此标准规定了中医临床 930 种常见病及其定义，并有症状性术语 49 条，适用于中医医疗、教学、科研、卫生统计、医政管理、出版及国内外学术交流。标准由湖南中医学院中医诊断研究所起草。

（4）GB/T 16751.2—2021《中医临床诊疗术语 第 2 部分：证候》（Clinic Terminology of Traditional Chinese Medical Diagnosis and Treatment—Part 2：Syndromes/Patterns）

标准类型：推标

标准状态：现行

发布日期：2021-11-26

实施日期：2021-11-26

中国标准分类：C10 医药、卫生、劳动保护－医药－医药综合

国际标准分类：01.040.11 词汇－医药卫生技术（词汇）

此标准共收录 2060 个中医证候名术语，其中含 406 个类目词，并界定其定义，适用于中医医疗、卫生统计、中医病案管理、中医临床医疗质量评定、科研、教学、出版及国内外学

术交流等领域。标准由上海中医药大学、中国中医科学院中国医史文献研究所等 15 家单位共同起草。

（5）GB/T 16751.3—1997《中医临床诊疗术语 治法部分》（Clinic Terminology of Traditional Chinese Medical Diagnosis and Treatment—Therapeutic Methods）

标准类型：推标

标准状态：现行

发布日期：1997-3-4

实施日期：1997-10-1

中国标准分类：C05 医药、卫生、劳动保护－医药、卫生、劳动保护综合－医学

国际标准分类：11.020 医药卫生技术－医学科学和保健装置综合

此标准规定了中医临床 13 种常用治则和 1037 种常用治法及其定义，治法包括药物疗法、针灸疗法、推拿疗法、外治疗法、意疗法、饮食疗法等，适用于中医医疗、教学、科研、卫生统计、医政管理、出版及国内外学术交流。标准由湖南中医学院中医诊断研究所起草。

（6）20214266-T-468《中医临床名词术语 第 1 部分：内科学》（Clinical Terminology of Traditional Chinese Medicine—Part 1：Internal Medicine）

标准状态：正在批准

下达日期：2021-10-13

中国标准分类：C10 医药、卫生、劳动保护 － 医药 － 医药综合

国际标准分类：01.040.11 词汇－医药卫生技术（词汇）

此标准由中国中医科学院中国医史文献研究所、全国科学技术名词审定委员会中医药学名词审定委员会等 17 家单位共同起草。

（7）20214265-T-468《中医临床名词术语 第 2 部分：外科学》（Clinical Terminology of Traditional Chinese Medicine—Part 2：External Medicine）

标准状态：正在批准

下达日期：2021-10-13

中国标准分类：C10 医药、卫生、劳动保护 － 医药 － 医药综合

国际标准分类：01.040.11 词汇－医药卫生技术（词汇）

此标准由中国中医科学院中国医史文献研究所、全国科学技术名词审定委员会中医药学名词审定委员会等 7 家单位共同起草。

（8）20214267-T-468《中医临床名词术语 第 3 部分：皮肤科》（Clinical Terminology of Traditional Chinese Medicine—Part 3：Dermatology）

标准状态：正在批准

下达日期：2021-10-13

中国标准分类：C10 医药、卫生、劳动保护 － 医药 － 医

药综合

国际标准分类：01.040.11 词汇－医药卫生技术（词汇）

此标准由中国中医科学院中国医史文献研究所、全国科学技术名词审定委员会中医药学名词审定委员会等 9 家单位共同起草。

（9）20214269-T-468《中医临床名词术语 第 4 部分：肛肠科学》（Clinical Terminology of Traditional Chinese Medicine—Part 4：Proctology）

标准状态：正在批准

下达日期：2021-10-13

中国标准分类：C10 医药、卫生、劳动保护 － 医药 － 医药综合

国际标准分类：01.040.11 词汇医药卫生技术（词汇）

此标准由中国中医科学院中国医史文献研究所、全国科学技术名词审定委员会中医药学名词审定委员会等 8 家单位共同起草。

（10）20214274-T-468《中医临床名词术语 第 5 部分：骨伤科学》（Clinical Terminology of Traditional Chinese Medicine—Part 5：Orthopaedics and Traumatology）

标准状态：正在批准

下达日期：2021-10-13

中国标准分类：C10 医药、卫生、劳动保护 － 医药 － 医药综合

国际标准分类：01.040.11 词汇－医药卫生技术（词汇）

此标准由中国中医科学院望京医院、中国中医科学院眼科医院、全国科学技术名词审定委员会中医药学名词审定委员会等 14 家单位共同起草。

（11）20214268-T-468《中医临床名词术语 第 6 部分：妇科学》（Clinical Terminology of Traditional Chinese Medicine—Part 6：Gynecology）

标准状态：正在批准

下达日期：2021-10-13

中国标准分类：C10 医药、卫生、劳动保护－医药－医药综合

国际标准分类：01.040.11 词汇－医药卫生技术（词汇）

此标准由中国中医科学院中国医史文献研究所、全国科学技术名词审定委员会中医药学名词审定委员会等 12 家单位共同起草。

（12）20214272-T-468《中医临床名词术语 第 7 部分：儿科学》（Clinical Terminology of Traditional Chinese Medicine—Part 7：Pediatrics）

标准状态：正在批准

下达日期：2021-10-13

中国标准分类：C10 医药、卫生、劳动保护－医药－医药综合

国际标准分类：01.040.11 医药卫生技术（词汇）

此标准由中国中医科学院中国医史文献研究所、全国科学技术名词审定委员会中医药学名词审定委员会等 10 家单位共同起草。

（13）20214270–T–468《中医临床名词术语 第 8 部分：眼科学》（Clinical Terminology of Traditional Chinese Medicine—Part 8：Ophthalmology）

标准状态：正在批准

下达日期：2021–10–13

中国标准分类：C10 医药、卫生、劳动保护 － 医药 － 医药综合

国际标准分类：01.040.11 词汇 － 医药卫生技术（词汇）

此标准由中国中医科学院中国医史文献研究所、全国科学技术名词审定委员会中医药学名词审定委员会等 7 家单位共同起草。

（14）20214277–T–468《中医临床名词术语 第 9 部分：耳鼻喉科学》（Clinical Terminology of Traditional Chinese Medicine—Part 9：Otorhinolaryngology）

标准状态：正在批准

下达日期：2021–10–13

中国标准分类：C10 医药、卫生、劳动保护 － 医药 － 医药综合

国际标准分类：01.040.11 词汇 － 医药卫生技术（词汇）

此标准由中国中医科学院中国医史文献研究所、全国科学

技术名词审定委员会中医药学名词审定委员会等 10 家单位共同起草。

（15）GB/T 40670—2021《中医药学主题词表编制规则》（Guidelines for Establishment and Development of Traditional Chinese Medical Thesauri）

标准类型：推标

标准状态：现行

发布日期：2021-10-11

实施日期：2021-10-11

中国标准分类：C10 医药、卫生、劳动保护 － 医药 － 医药综合

国际标准分类：01.140.20 信息学、出版 － 信息学

此标准规定了中医药学主题词表编制中应遵循的原则、方法和要求，主要内容有词表的选词原则、体系结构、参照系统、主题词款目格式、主题词英译名、排序、主表、附表、索引、出版形式等，适用于中医药学主题词表的编制和修订工作。标准由中国中医科学院中医药信息研究所、香港浸会大学中医药图书馆、中华中医药学会共同起草。

（16）GB/T 38327—2019《健康信息学 中医药数据集分类》（Health Informatics—Classification of Traditional Chinese Medicine Data Sets）

标准类型：推标

标准状态：现行

发布日期：2019-12-10

实施日期：2020-7-1

中国标准分类：L09 电子元器件与信息技术 – 电子元器件与信息技术综合 – 卫生、安全、劳动保护

国际标准分类：35.240.80 信息技术应用–信息技术在医药卫生技术中的应用

此标准引用 GB/T 7027—2002《信息分类和编码的基本原则与方法》、GB/T 10113—2003《分类与编码通用术语》、GB/T 20001.3—2015《标准编写规则 第 3 部分：分类标准》，由中国中医科学院中医药信息研究所、中国标准化研究院等 5 家单位共同起草。

（17）GB/T 38324—2019《健康信息学 中医药学语言系统语义网络框架》（Health Informatics—Semantic Network Framework of Traditional Chinese Medicine Language System）

标准类型：推标

标准状态：现行

发布日期：2019-12-10

实施日期：2020-7-1

中国标准分类：L09 电子元器件与信息技术 – 电子元器件与信息技术综合 – 卫生、安全、劳动保护

国际标准分类：35.240.80 信息技术应用–信息技术在医药卫生技术中的应用

此标准引用 GB/T 7027—2002《信息分类和编码的基本原

则与方法》，由中国中医科学院中医药信息研究所、中国标准化研究院共同起草。

三、行业标准

对没有推荐性国家标准但需要在全国某个行业范围内统一的技术要求，可以制定行业标准。行业标准由国务院有关行政主管部门制定，报国务院标准化行政主管部门备案。行业标准是推荐性标准。《中华人民共和国标准化法》于 1988 年 12 月 29 日在第七届全国人民代表大会常务委员会第五次会议通过，2017 年 11 月 4 日第十二届全国人民代表大会常务委员会第三十次会议修订，文件中明确，推荐性国家标准、行业标准、地方标准、团体标准、企业标准的技术要求不得低于强制性国家标准的相关技术要求。

《行业标准管理办法》于 1990 年 8 月 14 日以国家技术监督局令第 11 号发布，2020 年市场监管总局标准创新司组织召开行业标准管理座谈会，贯彻实施国务院标准化协调推进部际联席会议审议通过的《关于进一步加强行业标准管理的指导意见》，讨论《行业标准管理办法》（修订草案稿）。

2021 年，中共中央、国务院印发《国家标准化发展纲要》，明确推动标准化改革创新，优化标准供给结构，即充分释放市场主体标准化活力，优化政府颁布标准与市场自主制定标准二元结构，大幅提升市场自主制定标准的比重；大力发展团体标准，实施团体标准培优计划，推进团体标准应用示范，充分发挥技术优势企业作用，引导社会团体制定原创性、高质量标准；加快建设协调统一的强制性国家标准，筑牢保障人身健康和生命财产安全、生态环境安全的底线；同时，同步推进推荐性国家标准、行业标准和地方标准改革，强化推荐性标准的协调配套，防止地方保护和行业垄断，并明确要建立健全政府颁布标准采信市场自主制定标准的机制。

以下列出中医药领域较有代表性的术语相关行业标准。

（1）SB/T 11038—2013《中药材流通追溯体系专用术语规范》（Chinese Herbal Medicines Circulation Traceability System Terminology Specification）

标准状态：现行

发布日期：2013-12-4

实施日期：2014-6-1

中国标准分类：A87 综合－标志、包装、运输、贮存－运输、贮存

国际标准分类：03.100.10 公司（企业）的组织和管理 －订购、收购、仓库管理

归口单位：中华人民共和国商务部

该标准适用于中华人民共和国境内的中药材流通追溯体系的建设、运维、信息交换及处理以及相关规范的制定工作。标准由中国中药协会、中国国际电子商务中心共同起草。

（2）WS/T 500.5—2016《电子病历共享文档规范 第 5 部分：

中药处方》（Specification for Sharing Document of Electronic Medical Record—Part 5：Traditional Chinese Medicine Prescription）

标准状态：现行

发布日期：2016-8-23

实施日期：2017-2-1

中国标准分类：C07 医药、卫生、劳动保护 － 医药、卫生、劳动保护综合 － 电子计算机应用

国际标准分类：11.020 医药卫生技术－医学科学和保健装置综合

WS/T 500 的本部分规定了中药处方的文档模板以及对文档头和文档体的一系列约束。本部分适用于电子病历中的中药处方的规范采集、传输、存储、共享交换以及信息系统的开发应用。标准由无锡市中医医院、国家卫生计生委统计信息中心、华中科技大学同济医学院等单位共同起草。

（3）WS 445.11—2014《电子病历基本数据集 第 11 部分：中医住院病案首页》（Basic Dataset of Electronic Medical Record—Part 11：Homepage of Inpatient Medical Record Summary of TCM）

标准状态：现行

发布日期：2014-5-30

实施日期：2014-10-1

中国标准分类：C07 医药、卫生、劳动保护 － 医药、卫生、劳动保护综合 － 电子计算机应用

国际标准分类：11.020 医药卫生技术－医学科学和保健

装置综合

WS 445 的本部分规定了中医住院病案首页基本数据集的数据集元数据属性和数据元属性。本部分适用于指导中医住院病案首页基本信息的采集、存储、共享以及信息系统的开发。标准由上海中医药大学附属曙光医院（中医医院医疗质量监测中心）、广东省中医院等 5 家单位共同起草。

（4）WS/T 500.33—2016《电子病历共享文档规范 第 33 部分：中医住院病案首页》（Specification for Sharing Document of Electronic Medical Record—Part 33：First Page of Traditional Chinese Medicine Hospital Medical Record）

标准状态：现行

发布日期：2016-8-23

实施日期：2017-2-1

中国标准分类：C07 医药、卫生、劳动保护－医药、卫生、劳动保护综合－电子计算机应用

国际标准分类：11.020 医药卫生技术－医学科学和保健装置综合

WS/T 500 的本部分规定了中医住院病案首页的文档模板以及对文档头和文档体的一系列约束。本部分适用于电子病历中的中医住院病案首页的规范采集、传输、存储、共享交换以及信息系统的开发应用。标准由无锡市中医医院、浙江大学医学院附属第一医院、浙江数字医疗卫生技术研究院共同起草。

四、团体标准

团体标准是由依法成立的社会团体为满足市场和创新需要，协调相关市场主体共同制定的标准。随着社会的快速发展、科技创新的不断涌现，仅靠单一的政府供给标准的模式已不能满足市场需求，通过设立团体标准，可以有效增加标准的供给。2015年3月国务院印发《深化标准化工作改革方案》，开创了我国团体标准化建设的新时代。2018年1月修订实施的《中华人民共和国标准化法》中指出"国家鼓励学会、协会、商会、联合会、产业技术联盟等社会团体协调相关市场主体共同制定满足市场和创新需要的团体标准"，在确立团体标准合法地位的同时，也对定义中的社会团体进行了说明，即主要包括学会、协会、商会、联合会和产业技术联盟。

通过组织制定团体标准可以充分发挥社会大众智慧，快速响应市场需求，满足技术创新需要，弥补标准缺失的问题，未来或许会实现国家标准采信优质团体标准的情况。

以下列出中医药领域较有代表性的术语相关团体标准。

（1）T/CACM 1067—2018《中医治未病术语》

标准状态：现行

发布日期：2018-9-17

实施日期：2018-11-15

中国标准分类：A20/39 综合 - 基础标准

国际标准分类：01.040.11 词汇－医药卫生技术（词汇）

归口单位：中华中医药学会

中医治未病术语是中医治未病知识体系中最核心、最本质的部分，凝聚、浓缩了中医学的哲学思想、思维方式、人文精神、科学精神和价值理念，是了解中医治未病理论、原则和方法的钥匙。本标准在中医治未病基本理论的基础上，按照中医治未病基本原则和基本方法构建中医治未病术语的概念体系。中医治未病术语标准化是中医学术建设的基础性工作，应遵循中医学理论体系，创造性地继承，创新性地发展，建立科学、系统的中医治未病术语标准。标准由辽宁中医药大学附属医院、辽宁中医药大学、上海市"治未病"发展研究中心等单位共同起草。

（2）T/CIATCM 001—2019《中医药信息化常用术语》

标准状态：现行

发布日期：2019-3-20

实施日期：2019-5-1

中国标准分类：C00/09 医药、卫生、劳动保护－医药、卫生、劳动保护综合

国际标准分类：35.240.80 信息技术应用－信息技术在医药卫生技术中的应用

归口单位：中国中医药信息学会

此标准规定了中医药信息化工作中相关常用基础术语和定义，适用于中医药信息化建设和管理中的设计、开发、使用、

维护和相关技术文件的制定等工作。标准由湖北中医药大学标准化与信息技术研究所起草。

（3）T/CIATCM 021—2019《中医病证术语属性描述基本模型》

标准状态：现行

发布日期：2019-3-20

实施日期：2019-5-1

中国标准分类：C00/09 医药、卫生、劳动保护－医药、卫生、劳动保护综合

国际标准分类：35.240.80 信息技术应用－信息技术在医药卫生技术中的应用

归口单位：中国中医药信息学会

此标准规定了中医病证名属性的分类和基本内容，适用于中医医疗、教学、科研、卫生统计、信息，国内外学术交流也可参照使用。标准由上海中医药大学附属曙光医院、上海中医药大学起草。

（4）T/CIATCM 020—2019《中医临床基本症状信息分类与代码》

标准状态：现行

发布日期：2019-3-20

实施日期：2019-5-1

中国标准分类：C00/09 医药、卫生、劳动保护－医药、卫生、劳动保护综合

国际标准分类：35.240.80 信息技术应用－信息技术在医药卫生技术中的应用

归口单位：中国中医药信息学会

本标准规定了除中医舌象、脉象外其他中医临床基本症状信息的名称和分类与代码，适用于中医医疗、科研、教学、中医信息化建设及国内外学术交流等领域。标准由湖北省中医院、湖北中医药大学、中国中医科学院广安门医院等单位共同起草。

（5）T/CIATCM 010—2019《中医舌象诊断信息分类与代码》

标准状态：现行

发布日期：2019-3-20

实施日期：2019-5-1

中国标准分类：C00/09 医药、卫生、劳动保护－医药、卫生、劳动保护综合

国际标准分类：35.240.80 信息技术应用－信息技术在医药卫生技术中的应用

归口单位：中国中医药信息学会

此标准规定了中医舌象诊断名称和分类与代码，适用于中医医疗、科研、教学、中医电子病历及国内外学术交流等领域。标准由湖北省中医院、湖北中医药大学共同起草。

（6）T/CIATCM 011—2019《中医脉象诊断信息分类与代码》

标准状态：现行

发布日期：2019-3-20

实施日期：2019-5-1

中国标准分类：C00/09 医药、卫生、劳动保护－医药、卫生、劳动保护综合

国际标准分类：35.240.80 信息技术应用－信息技术在医药卫生技术中的应用

归口单位：中国中医药信息学会

此标准规定了中医脉象诊断名称和分类与代码，适用于中医医疗、科研、教学、中医信息化建设及国内外学术交流等领域。标准由湖北省中医院、湖北中医药大学共同起草。

（7）T/CIATCM 022—2019《中医特色治疗项目信息分类与代码》

标准状态：现行

发布日期：2019-3-20

实施日期：2019-5-1

中国标准分类：C00/09 医药、卫生、劳动保护－医药、卫生、劳动保护综合

国际标准分类：35.240.80 信息技术应用－信息技术在医药卫生技术中的应用

归口单位：中国中医药信息学会

此标准规定了中医特色治疗项目的名称和信息分类与代码；适用于中医医疗、科研、教学、中医电子病历及国内外学术交流等领域。标准由上海中医药大学附属龙华医院、湖北中医药大学标准化与信息技术研究所、广东省中医院共同起草。

（8）T/CACM 1361—2021《中药饮片处方用名规范》

标准状态：现行

发布日期：2021-6-30

实施日期：2021-6-30

中国标准分类：A40/49 综合 – 基础学科

国际标准分类：11.120.10 制药学 – 药物

归口单位：中华中医药学会

此规范的主要技术内容包括中药饮片处方用名的书写方法、中药饮片正名的确定依据与方法、中药饮片处方用名的确定依据与办法、《中华人民共和国药典》中中药饮片处方用名修订原则及办法等。规范由河南中医药大学第一附属医院等27家单位共同起草。

（9）T/CIATCM 024—2019《临床中药基本信息分类与代码》

标准状态：现行

发布日期：2019-3-20

实施日期：2019-5-1

中国标准分类：C00/09 医药、卫生、劳动保护－医药、卫生、劳动保护综合

国际标准分类：35.240.80 信息技术应用 – 信息技术在医药卫生技术中的应用

归口单位：中国中医药信息学会

此标准规定了临床中药基本信息的名称和分类与代码；适用于中医医疗、科研、教学、临床中药信息管理及国内外学术

交流等领域。标准由四川省绵阳市中医医院等 4 家单位共同起草。

（10）T/CIATCM 075—2020《中医术语编码与术语服务平台 基本功能规范》

标准状态：现行

发布日期：2020-10-15

实施日期：2020-10-31

中国标准分类：A10/19 综合 – 经济、文化

国际标准分类：35.240.80 信息技术应用 – 信息技术在医药卫生技术中的应用

归口单位：中国中医药信息学会

此标准定义了中医术语编码规则及基于编码的中医术语服务平台应具备的基本功能；适用于医疗机构行政管理部门，以及特定的医疗机构构建术语服务平台参考，适用于电子病历、电子健康档案等应用系统数据采集、存储、传输、交换、分析、共享过程中中医术语的编码，以及基于编码的各类术语服务应用。标准由上海中医药大学附属岳阳中西医结合医院起草。

（11）T/CACM 1051—2017《中医真实世界研究技术规范通则》

标准状态：现行

发布日期：2017-11-14

实施日期：2017-11-14

中国标准分类：C00/09 医药、卫生、劳动保护－医药、卫

生、劳动保护综合

国际标准分类：11.020 医药卫生技术 – 医学科学和保健装置综合

归口单位：中华中医药学会

该规范基于中医真实世界研究的特点和我国的实际情况，参照国际真实世界研究的模式、设计理念与方法，在我国相关法律法规指导下，融合多学科知识，提出中医诊疗现实环境下开展真实世界研究的技术要求。规范由中国中医科学院、中国中医科学院中医临床基础医学研究所等 8 家单位共同起草。

（12）T/CACM 1415—2022《中医真实世界研究医学术语应用技术规范》

标准状态：现行

发布日期：2022-10-8

实施日期：2022-10-8

中国标准分类：C00/09 医药、卫生、劳动保护－医药、卫生、劳动保护综合

国际标准分类：11.020 医药卫生技术 – 医学科学和保健装置综合

归口单位：中华中医药学会

该规范基于中医真实世界研究的特点和我国的实际情况，参照国际医学术语标准在临床研究中的应用方法，提出了中医真实世界研究医学术语规范化应用的方法与技术，旨在将散在于不同医学知识本体的现有标准加以整合、组织，促进术语标

准在中医真实世界研究的有效利用。规范由中国中医科学院、中国标准化研究院、中国中医科学院中医临床基础医学研究所、上海对外经贸大学、中国中医科学院广安门医院等单位共同起草。

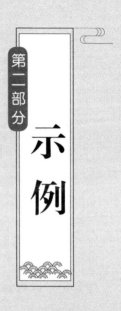

第二部分

示例

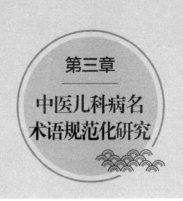

第三章

中医儿科病名术语规范化研究

中医古籍中记载了儿科重要的理法方药知识，是中医儿科传承创新的重要基础，我国最早的医学方书《五十二病方》中便已记载了多种小儿疾病。隋唐五代时期《颅囟经》、宋代钱乙所著《小儿药证直诀》、刘昉《幼幼新书》等儿科专著的相继问世，使有关小儿初生保健、疾病特点、治法方剂等有了详备记录，对临床有较高的参考价值。明清时期，《普济方》《本草纲目》《验方新编》等方药典籍收载了大量儿科中药组方，其中的许多中药组方至今仍广泛使用。2022年国务院办公厅印发《关于推进新时代古籍工作的意见》指出，深度整理研究古代科技典籍，既是对古籍整理研究的继承，又是对古籍的进一步整理与创新发展，对推动中医药传承发展有重要意义。

儿科病名规范化是古籍整理挖掘的前提。中医病名是历代医者通过望、闻、问、切等多种手段对客观疾病的主观概括，是中医几千年文化的结晶。但随着儿科疾病谱的变化和中西医结合理论倡导下对疾病思考及诊治思路的改变，儿科古籍中大量有价值的研究素材，亟须符合新时代诊治背景下的理解与认识。为避免在中医古籍研究过程中，因一词多义、一义多词、词义演变等病名术语不规范现象，导致其科学内涵受到影响，造成概念模糊等问题[51]，本研究将对中医儿科范围内的病名术语进行系统整理和规范化研究，以期对儿科临床诊治的规范化提供研究基础，对学术水平的提高及促进学科整体发展产生积极影响。

一、构建病名语料库

1. 语料来源

语料，即语言材料。用于分析和研究语言数据的集合体即称为语料库，语料库的建立需遵循适用性、忠实性、一致性原则[52]。

中医儿科相关古籍众多，除儿科专病专书外，还有不少综合方书设有儿科专篇，大量药学专著记载单味药可治疗小儿疾患。本研究以经典的综合性中医方书、药书本草及儿科专著作为选书原则，意在对中医古籍内儿科相关疾病进行深入的辨析与理解。

[51] 刘文平，冯全生，吴文军，等. 关于中医活态传承建设的思考 [J]. 中医杂志，2022，63（9）：806-810.

[52] 国家质量监督检验检疫总局. 建立术语语料库的一般原则与方法 [S]. 北京：中国标准出版社，2003.

根据选书原则并结合专家意见后，最终确定收录《备急千金要方》[53]《外台秘要》[54]《小儿药证直诀》[55]《幼幼新书》[56]《太平圣惠方》[57]《普济方》[58]《本草纲目》[59]《本草纲目拾遗》[60]《医宗金鉴》[61]《验方新编》[62]《幼幼集成》[63]11 部古籍，建立语料库。古籍版本以《中国中医古籍总目》及中医文献学家、国医大师余瀛鳌先生的意见为依据，确定古籍版本，保证收集的全面性与权威性。

2. 语料纳入

本研究所选的儿科病名语料至少包含以下 1 项特征：所选

[53] 孙思邈. 备急千金要方 [M]. 李景荣，等，校释. 北京：人民卫生出版社，2014.

[54] 王焘. 外台秘要 [M]. 北京：人民卫生出版社，1955.

[55] 钱乙. 小儿药证直诀 [M]. 阎孝忠，编集. 郭君双，整理. 北京：人民卫生出版社，2006.

[56] 刘昉. 幼幼新书 [M]. 白极，校注. 北京：中国医药科技出版社，2011.

[57] 王怀隐. 太平圣惠方 [M]. 郑金生，汪惟刚，董志珍，校点. 北京：人民卫生出版社，2016.

[58] 朱橚. 普济方（第 9 册婴孩卷）[M]. 北京：人民卫生出版社，1958.

[59] 李时珍. 本草纲目 [M]. 排印，金陵. 2 版. 王育杰，校注. 北京：人民卫生出版社，2004.

[60] 赵学敏. 本草纲目拾遗 [M]. 闫冰，等，校注. 北京：中国中医药出版社，1998.

[61] 吴谦等. 医宗金鉴 [M]. 北京：人民卫生出版社，1963.

[62] 验方新编 [M]. 鲍相璈，编辑. 梅启照，增辑. 北京：中国中医药出版社，1999.

[63] 陈复正. 幼幼集成 [M]. 杨金萍，臧守虎，杨佃会，整理. 北京：人民卫生出版社，2006.

语料出现在古籍中儿科疾病预防、诊治的卷、门及章节中，有明确的小儿发病的病因病机的描述，有明确的疾病症状的描述，含有治疗方药或疾病预防方法。

3. 语料库构建

将文本数据以逗号为标识符对原始语料分词，采用多人录入模式，基于 Microsoft Excel 2013 构建语料库，对语料进行检查核实，确保语料的准确性、完整性。

在 11 部古籍文献中，获得儿科病名语料信息《备急千金要方》66 条，《外台秘要》87 条，《太平圣惠方》247 条，《普济方》299 条，《本草纲目》846 条，《本草纲目拾遗》49 条，《医宗金鉴》129 条，《验方新编》238 条，《小儿药证直诀》145 条，《幼幼新书》265 条，《幼幼集成》197 条。经审核及去重，最终获得儿科病名语料信息 784 条。

二、儿科病名规范化

本研究以 GB/T 10112—2019《术语工作 原则与方法》[64]为基础，以《中医药学名词》[65]、GB/T 15657—2021《中医病

[64] 国家市场监督管理总局，中国国家标准化管理委员会 . 术语工作 原则与方法 [S]. 北京：中国标准出版社，2019.

[65] 中医药学名词审定委员会 . 中医药学名词 [M]. 北京：科学出版社，2014.

证分类与代码》[66]、GB/T 16751.1—1997《中医临床诊疗术语第 1 部分：疾病》（2020 修订版）[67] 为蓝本，并以《中医儿科学》[68]《实用中医儿科学》[69] 为参考，进行儿科中医病名术语规范化工作。

1. 定名的基本要求

1987 年，全国自然科学名词审定委员会提出了中文科学术语定名的基本要求，提倡规范及定名术语时应保证：

（1）术语的用字应该遵守国家对于语言文字的有关规定。

（2）贯彻"一个术语一个含义"的原则：

①一个概念应确定一个与之相应的中文标准术语。

②一个概念在不同学科中如果已分别有统一的术语，确实不宜强行统一为一个术语时，极个别的情况允许分别定名，在注释中以"又称"列出。

③为便于了解情况、提供参考，与所公布的术语概念相同的异名（包括港台名），选择某些常用的在注释栏中分别冠以"又称""简称""曾用名""港台名"列出。"港台名"将随着数据的增加而逐步完善。

---

[66] 国家市场监督管理总局，中国国家标准化管理委员会. 中医病证分类与代码 [S]. 北京：中国标准出版社，2021.

[67] 国家卫生健康委员会，国家中医药管理局. 中医临床诊疗术语 第 1 部分：疾病（修订版）[S]. 北京：中国标准出版社，2020.

[68] 马融. 中医儿科学 [M]. 北京：中国中医药出版社，2016.

[69] 张奇文，朱锦善. 实用中医儿科学 [M]. 北京：中国中医药出版社，2016.

（3）坚持"协调一致"的原则，努力做到术语的协调和统一。

（4）定名要遵守"科学性""系统性""简明通俗性"原则：

①科学性：定名一般应反映不谙的科学概念和本质属性。

②系统性：a. 基础性术语确定后，由其衍生的术语应与之有相对性；b. 在审定工作中，各学科应按学科间的概念关系，有系统地进行定名。

③简明通俗性：a. 定名要易懂易记，使用方便，不用怪癖字；b. 尊重约定俗成的原则。

④当科学性、系统性、简明通俗性互相矛盾时，要综合考虑，合理定名。

2. 规范化原则

本研究中规范化所选用的术语，是基于古籍、能够反映儿科相应疾病基本特点的名词与术语。选取及定名时应在符合上述要求的基础上，考虑能够满足儿科临床、科研、教学及交流等各角度的应用与发展需要的名词与术语[70]。

经文献调研、专家咨询等，确定规范化过程遵循以下原则：

（1）科学归类。科学、系统地收集病名，根据其固有含义

[70] 徐晖，许银珊，刘清国. 关于"针灸名词术语规范"研究的几点思考 [J]. 中国中医基础医学杂志，2007，13（2）：3.

及引申含义整理归类，规范各中医病名的层次关系。

（2）准确表述。病名规范化必须以中医理论为基础，每条病名应简洁、规范，概念需清晰。

（3）划定范围。每条病名有明确的界定范围，避免出现含义重叠、模糊，不应掺杂个人观点。

（4）规范原则。病名规范应遵循继承性、实用性、特异性、先进性、准确性、权威性、稳定性的原则。

3. 建立体系框架

GB/T 16751.1—1997《中医临床诊疗术语 第1部分：疾病》（2020修订版）是目前中医药学卫生统计、临床医疗质量评定、科研、教学等领域较为常用的病证分类参考指南，收录了千余个中医疾病名术语、相应的英文译文及定义，其中，小儿病部分主要分为新生儿类病、小儿时令类病、小儿温疫类病、小儿杂病。在其基础上，GB/T 15657—2021《中医病证分类与代码》儿科疾病的编纂体系给定了每条术语相应的分类与代码。规划教材《中医儿科学·临床》篇，将儿科疾病分为新生儿病、肺系疾病、脾胃系疾病、心肝系疾病、肾系疾病、传染系疾病、寄生虫病、其他病证在内的8个章节。而《实用中医儿科学》一书中，儿科疾病则分为新生儿疾病、传染、寄生虫病、营养性疾病、消化系统疾病、呼吸系统疾病、循环系统疾病、血液及造血系统疾病、泌尿系统疾病、神经系统疾病、儿童行为与精神障碍疾病、内分泌及遗传代谢性疾病、结缔组织病、肿瘤、儿童妇科病、皮肤科疾病、五官科疾病 17 个章节。

古籍年代经久，所载疾病众多，体系框架分类需更加细致明确，以求对每个疾病有深刻的认识与理解。若以西医认识为主进行体系划分，又难以指导中医传统的理论思想。本研究根据古代医家对儿科病的系统认识，经中医儿科临床、医史文献、出版发行等专家多轮研判，确定本研究的儿科病体系为儿童保健、新生儿病证、时行疾病、寄生虫病、肺系病证、脾胃系病证、心系病证、肝系病证、肾系病证、五官科病证、外科病证、小儿杂病共 12 章，并将 784 条语料信息按其病因病机、病位等辨病要点分别纳入各章。

4. 病名辨析

古籍记载之病名因时代背景、医学流派、医者个人理解等原因，往往在定名时有不同的习惯和标准，因此产生的理解偏差成了中医学者研究古籍的一大困难。但随着历史学、语言学等相关学科的不断发展与完善，中医药学研究者对中医知识不断地抽丝剥茧，使得许多重要概念有了明确的规范和定义，古籍文献中描述的疾病内容也渐渐清晰了起来。病名辨析是对中医古籍所载之疾病病名的不同称谓进行考证，是病名规范化的重要前提和基础[71]。

---

[71] 魏佳，李灿东. 中医病名规范化研究现状与对策 [J]. 中华中医药杂志，2021，36（3）：1217-1220.

（1）辨析病、证、症混淆的病名

以本研究挖掘出的积滞相关病名的考证过程为例。语料库中与积滞相关的病名共8个，即"乳滞""食滞""宿食不消""宿食不化""小儿宿乳不消""小儿伤饱""小儿积食""小儿伤乳"。

积滞，是指因喂养不当，乳食内积，或饮食失节，食滞脾胃所致的脘腹胀满、疼痛等表现的小儿脾胃系疾病。其中，"积"指聚集，"滞"有停滞之意。"积之始生，得寒乃生"，早在《黄帝内经》中便已有积病的记载。"积者伤滞也，伤滞之久，停留不化，则成积矣"，脾胃伤于滞而成积。关于小儿积滞的记载，可追溯到巢元方笔下的"宿食不消候""伤饱候"。《太平圣惠方·治小儿宿食不消诸方》也曾详细记载道："夫小儿宿食不消者，由脾胃冷故也。凡小儿乳哺饮食，取冷过度，则冷气伤于脾胃。缘胃为水谷之海，与脾为表里，脾气磨而消之，其二气调和，则乳哺化。若伤于冷，则宿食不消也。"其认为乳食寒冷，脾胃受凉是小儿宿食不消的病因。"伤饱候"则是由于"小儿气血未调，肠胃虚嫩，凡于乳哺，须是合宜。若乳食过多，脾胃胀满，不能消化，故谓之伤饱也"。小儿脏腑娇嫩，脾胃发育尚未完全，过食寒凉或乳食不节均会造成积滞之病。可见，宿食滞于脾胃是本病的基本病理改变。《医宗金鉴·幼科心法要诀》设"积滞门"，同样提到乳食过度对本病的影响（"夫乳与食，小儿资以养生者也。胃主纳受，脾主运化，乳贵有时，食贵有节，可免积滞之患。若父母过爱，乳食无度，则宿滞不消而病成矣"），并首次以证型分类，把积滞分为"乳滞""食滞"。治疗方面，宋代《小儿药证直诀·食不消》认为："脾胃冷，故不能消化，当补脾，益黄散主之。"《幼幼集成·食积》中记载，"若积因脾虚，不能健运药力者。或消补并行，或补多消少，或先补后消，洁古所谓养正而积自除。……夫食者，有形之物。伤之则宜损其谷，其次莫若消之，消之不去则攻之，此治初伤乳食之法也"，提到了食积的虚候，认为治疗要消补并行，不可一味攻伐。

本研究古籍挖掘到的 8 个积滞相关病名中，"乳滞""食滞"是以病因命名的病名，属"积滞"的证型；"宿食不消""宿食不化""小儿宿乳不消""小儿伤饱""小儿积食""小儿伤乳"以症状命名，为积滞的同义病名，对疾病有概括之义。

再以丹毒相关病名为例。语料库中与丹毒相关的病名共 24 个，即"小儿丹毒""小儿五色丹""小儿白丹""小儿赤丹""小儿火丹""小儿天火丹""小儿骨火丹""小儿殃火丹""小儿尿灶丹""小儿朱田火丹""小儿天灶火丹""小儿野火丹""小儿茱萸丹""小儿废灶火丹""小儿黑丹""小儿神火丹""小儿鬼火丹""小儿家火丹""小儿萤火丹""小儿尿灶火丹""小儿赤流""小儿游瘤丹毒""游风流火""赤游丹毒"。

丹毒，是指因皮肤、黏膜破损，火毒与血热搏结，蕴阻肌肤，不得外泄所致的疾病。临床以患部突然皮肤鲜红成片、色如涂丹，灼热肿胀，迅速蔓延，可伴见寒战、高热等为特征的皮肤疾病。早在《黄帝内经》时期便有了对丹毒的认识，认为"少阳司天，火淫所胜……少阳司天，客胜则丹胗外发，及为丹熛疮疡"，认为少阳运气，火邪所至，易生丹熛，丹熛因火而发，色如丹涂，因而得名，开启以"赤""火""丹"描述本病的基础。"丹毒"二字首见于葛洪《肘后备急方》，"其丹毒，须针镵去血"，记载了应用砭镰法治疗丹毒的方法。隋代巢元方《诸病源候论》在《内经》的基础上对临床症状有了细致描述，"丹者，人身体忽然焮赤，如丹涂之状，故谓之丹。或发手足，或发腹上，如手掌大，皆风热恶毒所为。……小儿得之最忌"，指出小儿得病之凶险。唐代孙思邈总结前人经验，在《备急千金要方》中写道，"丹毒，一名天火，肉中忽有赤如丹涂之色，大者如手掌，甚者遍身有痒有肿，无定色"，指出丹毒有颜色之变化，并对小儿丹毒进行了细致的归纳和分类。其中"五色丹""白丹""赤丹"以颜色分类；"小儿火丹"（"赤如朱，走皮中"）、"小儿天火丹"（"肉中有赤如丹色，大者如手，甚者遍身，或痛或痒或肿"）、"小儿骨火丹"（"其疮见骨"）、"小儿殃火丹"（"着两胁及腋下者"）、"小儿尿灶丹"（"初从两股起及脐间，走入阴头，皆赤色者"）、"小儿朱田火丹"（"病一日一夜即成疮，先从背起，渐至遍身，如枣大，正赤色者"）、"小儿天灶火丹"（"病自髀间起，小儿未满百日，犯行路灶君，若热流下，令阴头赤肿血出"）、"小儿野火丹"（"病遍身皆赤者"）、"小儿茱萸丹"（"病初从背起，遍身如细缬，一宿成疮者"）、"小儿废灶火丹"（"初从足跌起，正赤色者"）以发病部位分类。分类细致，认识深刻。唐以后，对于丹毒的认识逐渐完善，有了进一步的发挥。宋代官修方书《太平圣惠方》总结"治一切丹毒诸方"，在前人的基础上，在颜色分类中补充了"小儿黑丹"（"由风毒伤于肌肉，故令色黑也。初发痒痛，或𤓰肿起微黑色也"），发病部位中补充了"小儿鬼火丹"（"两臂赤，起如李子，谓之鬼火丹也"）、"小儿家火丹"（"夫小儿丹初发，着两颊、两腋下、两膀上，谓之家火丹也"）、"小儿神火丹"（"夫小儿丹发两膀上，不过一日便赤黑，谓之神火丹"）、"小儿萤火丹"（"夫小儿丹发如灼，在胁下正赤，初从额起而多痛，谓之萤火丹也"）、"小儿尿灶火丹"（"夫小儿丹发膝上，从两股起，及脐间，走入阴头，谓之尿灶火丹也"）。书中还对"小儿野火丹"的形态进行了细致记录："小儿丹发，赤斑斑如梅子，遍背腹，谓之野火丹也。"除丹毒篇外，《太平圣惠方》中"小儿赤流"篇章中记载了丹毒之俗名："夫小儿身上，或一片片赤色，如胭脂染，及热渐引，此名丹毒，俗谓之流。若因热而得者色赤，或因风而得者色白，皆肿而壮热也。可用一小铍刀，散镰去恶血。毒未入腹者可疗也。"《太平圣惠方》进一步补充并完善了小儿丹毒的认识和描述，并以一字"流"诉本病不停运动的状态，遣方用药也总结得更为全面。明清时期，《本草纲目》中补充收录用慈菇治疗"小儿游瘤丹毒"效果甚佳。清代鲍相璈辑《验方新编》载初生小儿之手足红赤，名曰"游风流火"；一岁以内小儿，身发赤游风者，皮上如丹涂之状谓之"赤游丹毒"。其认为一切紫赤丹瘤，皆由孕母血热留胎，热毒蕴于腠理，或乳母好酒嗜辛，喜啖炙煿，或烘晒热衣即与包裹，柔嫩肌肤感受热毒所致；并提出，本病发于四肢易治，入腹入囊难疗。发于头面胸背，身如火灼，烦躁胀闷者，古谓之入心，必死。"赤游"二字描述疾病游走不定状态之精，为后世以"赤游丹"专指小儿丹毒打下基础。书中病因病机认识完备，记录详尽，对遣方用药有重要意义。

本研究古籍挖掘到的 24 个丹毒相关病名中，"小儿五色丹""小儿白丹""小儿赤丹""小儿黑丹"以发病处的颜色变化命名；"小儿火丹""小儿天火丹""小儿骨火丹""小儿殃火丹""小儿尿灶丹""小儿朱田火丹""小儿天灶火丹""小儿野火丹""小儿茱萸丹""小儿废灶火丹""小儿神火丹""小儿鬼火丹""小儿家火丹""小儿萤火丹""小儿尿灶火丹"以发病部位的症状表现命名；"小儿丹毒""小儿赤流""小儿游瘤丹毒""游风流火""赤游丹毒"，命名抓住本病"赤""火""丹"发病及症状表现的关键之处，体现出小儿丹毒的要点，对疾病有概括之义。

（2）辨析古今异义的病名

乳癖是现今常见的女性外科疾病，是以乳房疼痛结块，与月经周期及情志变化密切相关为主要表现的良性增生性疾病；相当于西医学的乳腺增生病。本病病因病机考虑主要为因情志不畅所致的肝郁痰凝，瘀阻乳络；或因冲任失调，气机阻滞，致乳房痰浊凝结而生肿块。而《太平圣惠方》曾载小儿乳癖道："夫小儿乳癖者，由乳母食饮无恒，醉饱过度，便即乳儿，不知撙节，小儿脾胃虚嫩，不能消化，或乳母偏卧一向，乳儿不能回转，儿亦睡着，乳滞偏于胁下，因兹结聚，成块而痛者是也。其候面色青黄，发歇壮热，吐乳多睡，口内生疮，渐渐黄瘦，腹内结块不散，故名乳癖也。"辨析发现，小儿乳癖是因乳母饮食不节而致受哺乳小儿消化异常，或因乳母喂食时常偏居一侧，致使饮乳小儿未消化之食流聚一侧长久而留聚为块的疾病，与现代对乳癖的理解大有不同，规范时需明确辨析。

（3）辨析异体字误用的病名

汉字自甲骨文演变至今，历经各种字形、字体的改变和简化，各朝各代应用文字的规则和习惯的不同，使中医古籍中常出现同病不同名的现象。

"盘肠气痛"，又名"盘肠气钓"，病名首见于《婴童百问·盘肠气》。《幼幼新书·盘肠气钓第八》中载有三十六种内盘肠气钓候歌，"盘肠气发先腰曲，无泪叫啼眼干哭，口开脚冷上唇乌"，是指由小儿脾气不足，感受寒邪风冷，搏于肠间所致的腹痛。本研究中挖掘到的与本病相关的病名有"盘肠气钓""盘肠气吊""盘肠内吊""盘肠气瘹"。其中，"吊"为"钓"的同音误用字，"瘹"使用旧字形偏旁，为"钓"的异体字，辨析后均应规范为"盘肠气钓"。

5. 确定首选术语

首选术语指当一个概念出现正名和别名时，根据临床用语习惯或使用频率，选其一为首选术语，同义术语为与首选术语含义相同的其他术语。首选术语的制定应当满足以下原则：

（1）有明确的出处；

（2）符合中医药表达习惯，当出现现代表达与古语表达时以现代表达方式为首选；

（3）语义完整；

（4）语义单一；

（5）有明确的定义；

（6）满足本次研究需要；

（7）当出处不明时应同时满足条件（2）（3）（4）[72]。

确定首选术语时，在诸多同义表达中选择有明确出处的术语作为标准术语。若查阅了参考蓝本，发现未被收录的术语，则按照文献等级、使用频次、用语习惯等，选其一为首选术语。本研究共获取儿科保健方法及病名首选术语174 条。

以初生儿眼部疾病为例，与初生儿眼部红赤肿烂相关的语料信息包含"胎赤眼痛"（《本草纲目》）、"小儿血眼"（《本草纲目》）、"初生眼目红赤肿烂"（《验方新编》）、"胎赤眦烂"

---

[72] 张妮楠，曹馨宇，林睿凡，等.癫痫临床诊疗数据规范化研究 [J].中国科技术语，2021，23（2）：42-48.

（《验方新编》《太平圣惠方》）、"胎风赤烂"（《太平圣惠方》）、"眼胎赤"（《太平圣惠方》）、"胎赤眼"（《太平圣惠方》），指的是因初生儿洗眼不净，秽汁浸渍于眼，致初生儿以眼睑红赤湿烂、眵黏、多泪为主要表现的眼病。对上述病名进行疾病辨析后发现，本病按症状分类的病名有"小儿血眼""初生眼目红赤肿烂""胎赤眦烂""眼胎赤""胎赤眼""胎赤眼痛"，以病因分类的病名有"胎风赤烂"。在 GB/T 15657—2021《中医病证分类与代码》中，本病的病名术语为"胎风赤烂"，所属中医疾病名代码为 A11.01.01.06.03。在 GB/T 16751.1—1997《中医临床诊疗术语 第 1 部分：疾病》（2020 修订版）中，"胎风赤烂"的英语译名为 infantile marginal blepharitis，是因禀受胎气风热之毒所致，临床以新生儿或婴儿胞睑红赤湿烂、眵黏多泪等为特征的胞睑病。

再如小儿外感寒邪疾病，与本病相关的语料信息包含"小儿天行"（《外台秘要》）、"小儿时气"（《太平圣惠方》）、"小儿伤寒时气"（《本草纲目》）。对上述病名进行疾病辨析后发现，上述病名均是以患儿感受外感邪气而命名，是指因感受外邪，出现的以发热恶寒、头身疼痛、鼻塞流涕、喉痒咳嗽为主要表现的疾病，与现代小儿感冒所指基本吻合。在 GB/T 15657—2021《中医病证分类与代码》中，本病的病名术语为"小儿感冒"，中医疾病名代码为 A10.02.01，属小儿时令病类。在 GB/T 16751.1—1997《中医临床诊疗术语 第 1 部分：疾病》（2020 修订版）中，"小儿感冒"的英文译名为 infantile common cold，是指因风寒邪热等外袭，或时疫邪毒侵袭肺卫所致，临床以发热、恶寒，鼻塞、流涕，咽痒、咳嗽，甚或伴见高热、咽喉肿痛等为特征的小儿时令病。规范后结果如表 3.1。

表3.1 "胎风赤烂""小儿感冒"首选术语及其同义语料信息

首选术语	英文译名	同义术语	语料来源
胎风赤烂	infantile marginal blepharitis	胎赤眼痛	《本草纲目》
		小儿血眼	《本草纲目》
		初生眼目红赤肿烂	《验方新编》
		胎赤眦烂	《验方新编》《太平圣惠方》
		胎风赤烂	《太平圣惠方》
		胎赤眼	《太平圣惠方》
		眼胎赤	《太平圣惠方》
小儿感冒	infantile common cold	小儿天行	《外台秘要》
		小儿时气	《太平圣惠方》
		小儿伤寒时气	《本草纲目》

6.确定上下位关系

中医古籍大多采用的是对当时时代背景下疾病的直观记录，往往缺乏对病名间逻辑层次关系的梳理。根据概念间的不同层次关系，可分为上位、下位或并列[73]。本研究收集的

---

[73] 国家市场监督管理总局，中国国家标准化管理委员会. 术语工作 原则与方法 [S]. 北京：中国标准出版社，2019.

784 条语料信息中含有大量明确的上下位属关系。

以"小儿汗病"为例，语料信息中"遍身汗出"（《小儿药证直诀》）、"少小头汗"（《备急千金要方》）、"小儿出汗有热"（《备急千金要方》）、"老小虚汗"（《本草纲目》）均是以小儿汗出为主的疾病。在 GB/T 15657—2021《中医病证分类与代码》中，本病的病名术语为"小儿汗病"，所属中医疾病名代码为 A10.04.26。在 GB/T 16751.1—1997《中医临床诊疗术语 第 1 部分：疾病》（2020 修订版）中，"小儿汗病"的英文译名为 infantile sweating disease，指因小儿稚阴稚阳，气血未充，或外邪侵袭，营卫失调，腠理开泄，或脏腑虚弱，腠理不固，阴津外漏所致，临床以小儿不因外界环境影响而汗出异常为特征的疾病。

本病的下位语料信息包括"自汗"（《医宗金鉴》）、"盗汗"（《医宗金鉴》）、"一切盗汗"（《本草纲目》）、"小儿盗汗不止"（《太平圣惠方》）、"小儿体热盗汗"（《太平圣惠方》）、"小儿盗汗"（《本草纲目》）、"少小盗汗"（《备急千金要方》）、"小儿潮热往来盗汗"（《本草纲目》）。GB/T 16751.1—1997《中医临床诊疗术语 第 1 部分：疾病》（2020 修订版）中，"小儿汗病"下位病名术语包括"自汗"与"盗汗"。"自汗"的英语译名为 spontaneous sweating，是指昼日汗出漐漐，动辄尤甚。"盗汗"的英语译名为 night sweating，是指睡眠中汗出津津，醒后汗止。

三、小结

本研究将语料库中经审核和去重获得的 784 条语料信息按儿童保健、新生儿病证、时行疾病、寄生虫病、肺系病证、脾胃系病证、心系病证、肝系病证、肾系病证、五官科病证、外科病证、小儿杂病的体系进行分类，获得与某一疾病相关联的儿科病名集合。将集合中的每条语料信息进行疾病辨析后，在 GB/T 16751.1—1997《中医临床诊疗术语 第 1 部分：疾病》（2020 修订版）、GB/T 15657—2021《中医病证分类与代码》中，找到有明确代表性含义的首选术语，其余作为同义术语。将每个疾病病名集合按其症状表现、病因病机等定名原则进行划分，明确上下位关系属性。对所有下位属性的语料信息在上述标准中进行检索，确定下位首选术语及其同义术语。对于在上述两个标准中未出现的语料信息，参考《中医儿科学》《实用中医儿科学》等儿科教材，确定其病名术语。最终，在 784 条语料信息中，共规范出首选术语 174 条。

四、问题与展望

病名是疾病病因病机、证型特征、治疗原则等特点的体现，是病变实质的缩影。病名规范化并非是简单的疾病名称的统一，其实质是对疾病本质的探讨。面对日渐西化的中医临床诊疗现状，中医病名规范化研究是传承创新中医思想、坚持中医辨病辨证特色的重要措施。目前，病名规范化研究虽已逐渐受到重视，但仍有很大的探索空间，新时代的中医研究者们应在继承传统中医药理论的基础上，充分利用计算机等现代信息技术，深入挖掘中医诊治疾病的实质，不断地重新审查、评价、补充、修订、更新现有的科研思路与方法，以期使中医病名规范化研究取得突破和进展，创造出更加科学、完善的中医药诊疗体系。

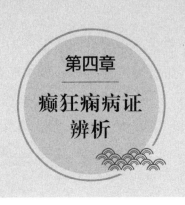

第四章

癫狂痫病证辨析

　　中医药学历经两千多年的传承与发展，形成了一套较为成熟的术语体系，中医学术语具有其自身特点，即时代性、人文性和类比特点。但是有些术语已不具有现实意义，被自然淘汰，有些术语指称的概念不甚明确，并且存在两个或两个以上术语指称同一概念的混乱现象，亟须进行术语的辨析和规范。例如某些疾病名称，由于历代医学家对其认识不断加深，其病名的含义随之发生变化，同时又与现代医学对该病的认识有所区别，因此，厘清该病名在历史发展中的演变、辨析术语的不同含义是中医学术语研究工作中的一个重要课题。故以癫狂痫为例，对其病名的演变及含义进行辨析。

　　古籍中蕴藏了历代医疗实践的经验，如今仍是寻找有效方药的知识来源，随着对相关病证的认识更加深入，病证名的内涵也发生演变，仅从字面理解会影响对古籍文献的知识挖掘和循证研究。因此，不仅要从病名去追溯其演变，还要从病因病机、辨治处方等方面对其进行辨析，如此才能对相关病证有一个完整的认识。

中医学对癫狂痫的认识较早，作为病名，自《黄帝内经》以来对癫狂痫的记载浩如烟海，古今医学家从未停止过对癫狂痫因机治要的探索和研究。古籍文献中记录了大量治疗癫狂痫的有效方剂，并有医案印证，运用中医药理论和方法治疗癫狂痫有一定的优势且极具特色。本文考察中国古代文献尤其是富含癫狂痫相关论述的中医古籍文献，研究其历史分布规律，以期了解其病名的演变过程；对癫狂痫的病因病机及治法进行辨析，以期对中医古籍的整理挖掘及文意理解提供帮助，为临床治疗相关疾病提供理论基础和诊疗思路。

一、癫狂痫的相关研究

1. 辨别癫狂痫相关研究

一直以来，现代研究者对于癫狂痫的研究从未停止。邱义勇[74]等对龚廷贤关于癫狂的证治进行研究，其中提到龚廷贤对癫狂痫的症状进行鉴别，龚廷贤总结癫证症状包括"阴附阳则癫……脱阴者目盲""重阴者癫，语言交错不常""癫者，精神不守，言语错乱，妄见妄言，登高骂詈是也"；狂证

---

[74] 邱义勇、李丛. 盱江医家龚廷贤癫狂证治探析 [J]. 中医研究，2021，34（5）：55-58.

症状包括"狂者，狂乱而无正定也""阳附阴则狂……脱阳者见鬼""重阳者狂，骂詈不避亲疏""少卧少饥，自贤自贵，妄笑妄动，登高而歌，弃衣而走"。痫证症状在《寿世保元》中亦有记载，书曰："《内经》曰：巨阳之厥，则肿首头重，脚不能行，发为眴仆（摇其目而暴仆也）。是盖阳气逆乱，故令人卒然暴仆而不知人。气复则苏，此则痫之类也。"龚廷贤对癫、狂、痫特别是癫与痫的区分，给中国古代这三个不同疾病混淆不清尤其是癫、痫不分的状况带来了较大改善。

赵永厚[75]等对癫狂病的病机嬗变进行了归纳，经过对古籍文献的梳理发现，"痰迷心窍说"出现于金元时期，到明清时期极为盛行。随着脑主神明理论的发展，清代中医学也有将癫狂的发病部位定位在脑的认识，但这并没成为主流。之后的汇通派医家辨析脑与五脏的关系，继续阐发痰邪导致癫狂的病机，但并没有彻底变革原有的心主神明论。现代中医神志病学重新审视心脑问题，认识到痰邪影响大脑神机运用是发生癫狂的重要病理机制，对癫狂的病机与病位有了新的定论。该研究明晰了痰邪为患导致癫狂的脏腑相关性，丰富了中医神志病学。

徐天朝[76]等从先秦以前、秦汉时期、魏晋唐宋时期、金元时期、明清时期几个阶段，以简史的形式概述不同历史时期

[75] 赵永厚，赵玉萍，于明，等. 从"痰迷心窍"到"痰滞脑神"的癫狂病机嬗变 [J]. 辽宁中医杂志，2013，40（5）：885-888.

[76] 徐天朝，苏晶. 中医癫狂理论研究 [J]. 中国中医基础医学杂志，2011，17（1）：29-32.

对癫狂的认识特点，并从气机方面对癫狂之发病、癫狂之病机、癫狂之治疗几个角度进行分析与阐发。研究者不仅对癫狂的认识从古至今进行了梳理，并且从气机的角度论述了其病因病机及治法，对临床治疗有所启发。

皮楚明[77]基于古籍分析古人对癫狂痫的病因、病机、症状、治法的认识，认为历代名家所论"癫""狂""痫"三病，虽病名各异，但其病因、病机亦有相同之处，其因多为风、火、气、痰及七情内伤、脏腑虚实，所涉及脏腑在心、肝、脾、肾、胆。其病机主要为气盛火燔、痰气阻郁、气血虚羸、气机郁结，以至阴阳失调、脏腑失养、气血逆乱，而致以上三疾。治则应循历代先贤之训，辨证施药。皮氏对癫狂痫的论述比较全面，但缺乏深度，论证简略。

除此之外，对于癫狂痫的研究多是集中在对癫狂与癫痫的治疗上。例如戴西湖运用疏肝镇痫汤和祛痰定狂汤分别治疗癫痫和癫狂[78]，但未提及癫与痫、癫与狂的区别。胡建华认为癫痫的病因病机常与惊、风、痰、瘀有关，且与心、肝、脾三脏关系较大。其认为癫狂因郁怒伤肝，气失疏泄，郁而化火，津液被熬，积成痰火，上扰心神所致[79]，也并未论述癫与狂、

[77] 皮楚明.从证因治浅谈祖国医学对癫狂痫病的认识 [J].中国民康医学，2010，22（6）：696，782.

[78] 曾金雄.戴西湖治疗癫狂痫的临床经验 [J].福建中医药，1999（5）：15.

[79] 蔡幼清.胡建华治疗癫狂痫的临床经验 [J].中医杂志，1997（12）：719-720.

癫与痫的区别。李益生认为癫狂痫在《内经》时期并没有较为明显的区分，但在唐宋以后，由于临床经验的不断积累，医家对癫、狂、痫的区别有了新认识[80]，但具体如何区分三者，并未进行详细阐述。吴圣农认为癫是指精神抑郁、沉默痴呆、语无伦次的病证；狂是指以喧扰不宁、狂躁打骂、不避亲疏、不知秽洁为主要表现的病证；痫证则是一种发作性的神志异常，发作时全身肌肉抽搐，跌仆昏迷，不省人事，口吐涎沫，两目上翻，少顷即醒，醒后一如常人的一种病证。癫、狂、痫虽在症状表现上有所不同，但究其发生的原因，则不外乎气、火、痰、瘀[81]。

2. 癫狂痫治验研究

白冰[82]等将"痰瘀"交互理论作为癫狂病诊治的理论基础和经验总结，并详细分析了癫狂病的病机特点、致病特点以及辨治规律。总结了历代医家对"痰瘀"交互所致癫狂病病机的认识，及将其运用于临床诊治中产生的深远影响。在治则治法上强调痰瘀同治，化痰消瘀应分清主次，瘀血夹痰者，治宜导痰活血；若素有痰结后因血滞者，治宜先破其血

[80] 李益生. 从《内经》看中医学癫、狂、痫的认识源流 [J]. 南京中医药大学学报，1996（6）：9–11.

[81] 陈湘君，徐正福. 吴圣农老中医对癫、狂、痫的认识与治疗 [J]. 辽宁中医杂志，1983（5）：31–33.

[82] 白冰，柴剑波，贾佳楠，等. 基于"痰瘀"交互理论论古代医家癫狂病辨治思路 [J]. 中华中医药杂志，2017，32（4）：1564–1566.

而后消其痰，或活血消痰二者兼顾治疗癫狂病。其从痰瘀的角度对癫狂的病机治则等进行阐释，为临床诊疗癫狂提供了思路。

杨兴俊[83]等运用风引汤治疗数例癫狂痫病，收效甚验。张立生主张在镇心安神的基础上，着重从疏肝解郁、涤痰清热着手，临床选用柏子养心汤、朱砂安神丸、归脾汤和菖蒲郁金汤等方治疗癫狂痫取得较好的疗效[84]。王以文认为癫狂痫虽属不同病证，但在病因病机方面有其共同之处，如病因方面，癫为痰气，狂为痰火，痫为痰风，而三者均有"痰蒙心窍"的共同病机，故在治疗上均佐以化痰开窍之法。"痰"虽然是三者的共同病因，但更重要的还是气、火、风邪的扰动，因而痰气为患的癫证则注意理气开郁，痰火为患的狂证则着重苦寒泻火，痰风为患的痫证则注重息风定痫，在治疗癫狂痫中又特别重视滋养心之阴血，善用《金匮》甘麦大枣汤以扶正固本，疗效相得益彰[85]。邓启源将癫狂一起论治，对癫与狂未做明确区分，根据症状可知为狂病[86]。孟文焕[87]认为癫狂痫是三种不同的病证，数十年来，治愈不少。古人认为痫证是痰热挟

[83]杨兴俊，李仁进.风引汤治疗癫狂痫临证举隅[J].河南中医药学刊，1997（2）：30-31.

[84]李秀珍，果培厚.张立生治疗癫狂痫证的经验[J].中医杂志，1994（2）：77-78.

[85]宋力伟.王以文癫狂痫验案[J].四川中医，1991（9）：26-27.

[86]刘久峰，邓裔超.邓启源老中医治疗癫狂痫经验[J].辽宁中医杂志，1987（9）：3-4.

[87]孟文焕.癫狂痫的辨治经验[J].四川中医，1985（6）：11.

惊，但日久发作频繁者必致正虚，愈虚愈发，若专以治痰之药，则真元愈耗，故宜标本兼顾，但不易根治。狂为阳，癫为阴，狂实而癫虚，治癫以清痰养神为法，但应据五脏虚实而灵活处方；邪实正虚，当顾正除邪；邪去正虚，宜养心安神以善其后。

二、癫狂痫病名辨析

病名辨析是名词术语的基础性工作。癫狂痫不管是在中医学古籍中，还是现代医学的认识里都是非常重要的名词术语。而其内涵随着时代的发展有所不同，通过对历史长河中中医学古籍文献的筛选归纳整理，将癫狂痫在不同历史时期的术语演变进行简要梳理，并从中寻找三者的区别及不同含义。

1. 病名混称

"癫"作为疾病名最早出现于《灵枢·癫狂》："癫疾始生，先不乐，头重痛，视举目赤，甚作极已而烦心。"其中对癫的症状进行了描述，并将癫分为骨癫疾、筋癫疾、脉癫疾。《素问·长刺节论》记载，"病初发，岁一发，不治，月一发，不治，月四五发，名曰癫病"，认为其发作时间有间歇性。《素问·大奇论》提到了痫："心脉满大，痫瘛筋挛。肝脉小急，痫瘛筋挛。"因此，在春秋至秦汉时期，癫痫分而论之，被认为是两种不同的疾病。

西晋王叔和在《脉经·平奇经八脉病》中提到"大人癫，小儿痫也"，至唐代孙思邈在《备急千金要方·风眩》中明确提出"大人曰癫，小儿则为痫，其实则一"，认为癫与痫实为一种病，所以统称为癫痫，立"癫痫"之论，癫与痫仅从发病年龄进行区分。这种说法甚至被日本汉方学家接受，在浅田宗伯所著《先哲医话》中就提到，"痫本小儿病，在大人当称曰癫"，认为癫与痫是同种疾病在不同年龄段的不同命名。

《三因极一病证方论·癫痫叙论》曰："夫癫痫病，皆由惊动，使脏气不平，郁而生涎，闭塞诸经，厥而乃成。"书中专列"癫痫序论"和"癫痫论治"两篇，癫痫合称由此开始。至明清时期，"癫"多指精神失常和癫痫两类疾病。张景岳在《类经·疾病类》和《类经·针刺类》中均解释道："痫，癫痫也。"可以看出，此时将癫痫混称，此处"痫"包含了癫与痫的症状。

"狂"作为病名最早见于《素问·宣明五气论》，"邪入于阳则狂，邪入于阴则痹，搏阳则为巅疾，搏阴则为喑，阳入之阴则静，阴出之阳则怒，是谓五乱"，认为狂是阳病，并在《灵枢·癫狂》中描述"狂始发"的症状为"少卧不饥，自高贤也，自辩智也，自尊贵也，善骂詈，日夜不休"。《素问·厥论》曰："阳明之厥，则癫疾，欲走呼，腹满不得卧，面赤而热，妄见而妄言。"可见，在《内经》时期狂与癫的分属关系并不明确，并且在《灵枢·九针论》中提到，"邪入于阳，则为狂……邪入于阳，转则为癫疾。……阳之入于阴，病静；阴出之于阳，病喜怒"，未见对癫狂的阴阳属性做区分。

至隋唐时期，《诸病源候论·妇人产后病诸候上》首次将癫狂合称，这种合称的情况多在论述妇人因血虚而发病时出现，一直延续至明清时期。

宋金元时期，出现"狂痫"的病名，也是首次将狂与痫合称。《活幼心书·痫证》曰："狂痫者，亦属阳。《难经》云：重阳则狂。至长成小儿才发，时妄言，不食而歌，甚则逾墙上屋，弃衣而走，或一日二日方醒。始因冒热感风，风热内蓄，久则风痰郁结，上迷心包。盖心乃神之舍，偶为邪热攻逼，则神失所守而昏乱，名曰狂痫。"狂痫合称，并未分别描述，可知狂与痫也存在混称。后世并未对狂痫的病名有所发展。

2. 病名析疑

（1）现代医学认识

癫、狂、痫所涉及的病症，现代医学从神经系统疾病和精神疾病两大类来认识。神经系统从解剖结构分为中枢神经系统（脑、脊髓）和周围神经系统（脑、脊神经），或按功能分为躯体神经系统和自主神经系统，以研究运动、感觉、反射障碍。如癫痫是一组脑部疾病，是由于脑部神经元异常过度放电所引起以突然、短暂、反复的癫痫发作为表现的中枢神经系统功能失常的慢性疾病；一次神经元的突然异常放电所致短暂的有临床表现的神经功能障碍称为癫痫发作，大多具有短时性、刻板性和间歇反复发作等特点。精神疾病，是指各种因素的作用下大脑功能失调，特征为认知、思维、情感、意志、行为等精神活动障碍，它是一个综合征，以个体在认知、情绪调节或行为上出现临床显著的异常为特征。但是，在神经系统疾病中，如病变累及大脑皮层功能，也常常有精神症状；而精神疾病，也反映了潜在的精神活动在心理学、生物学或成长发展过程中的功能失调。

（2）中医学认识

①痫

痫在古代又称为"间""癎"，最早在《五十二病方》第146行残留的文字中就有"[人]病马不间（痫）者"的记载。《素问·大奇论》曰："心脉满大，痫瘛筋挛。肝脉小急，痫瘛筋挛。"《灵枢·经筋》曰："病在此者主痫瘛及痉，在外者不能俯，在内者不能仰。"《脉经·平奇经八脉病》论曰："大人癫，小儿痫也。"南朝梁顾野王《玉篇·疒部》云："痫，玄间切，小儿癫病。"隋代巢元方《诸病源候论·小儿杂病诸候》云："痫者，小儿病也。十岁以上为癫，十岁以下为痫。"隋代杨上善《黄帝内经太素·身度·经筋》曰："在小儿称痫，在大人多称癫。"此时，对癫和痫仅仅是从年龄上进行区分，认为十岁以上患病者为癫，十岁以下患病者为痫。

痫与癫虽名义各异，但在古籍记载中，出现"癫痫"描述时，多指痫病。癫痫之病因正如《三因极一病证方论·癫痫叙论》云："夫癫痫病，皆由惊动……或在母胎中受惊，或少小感风寒暑湿，或饮食不节，逆于脏气，详而推之，三因备具。"通过对古代文献中痫与癫的症状描述研究后认为，唐代以前痫与癫不分，偏指"癫"，唐代以后痫与癫合称癫痫，但从症状上看偏指"痫"[88]。随着时代的变迁和医学理论的发展，医学家对痫与癫的认识也不尽相同，痫与癫病名的演变反映了古代医学家对癫痫疾病不断探索的过程。"痫"的历代描述总结如表4.1。

总之，癫与狂在《难经》之前混称，"癫狂""痫狂"多指"狂"，而《难经》之后，两者有了明确的区分，为两种不同的疾病，但两者并称"癫狂"时，多指狂。癫与痫在唐代以前两者未作明确区分，"癫痫"在症状上偏指"癫"，唐代以后，"癫痫"并称多指"痫"。

表4.1 "痫"的历代描述

朝代	著作	书中描述
秦汉以前	《五十二病方》	[人]病马不间（痫）者
秦汉时期	《素问》	心脉满大，痫瘛筋挛。肝脉小急，痫瘛筋挛
	《灵枢》	病在此者主痫瘛及痉，在外者不能俯，在内者不能仰
魏晋南北朝时期	《脉经》	大人癫，小儿痫也
	《玉篇》	痫，玄间切，小儿癫病

[88] 王秋，刘金民. 从症状学角度探痫病"癫""痫"病名之演变 [J]. 中华中医药杂志，2018，33（12）：5326-5327.

朝代	著作	书中描述
隋唐时期	《诸病源候论》	痫者，小儿病也。十岁以上为癫，十岁以下为痫
	《黄帝内经太素》	在小儿称痫，在大人多称癫
隋唐以后	《三因极一病证方论》	夫癫痫病，皆由惊动……或在母胎中受惊，或少小感风寒暑湿，或饮食不节，逆于脏器，详而推之，三因具备

② 癫

癫在《内经》之前，以"瘨"为名[89]，《足臂十一脉灸经》曰："足泰阳脉，其病……足小指废……数瘨疾。"张景岳在《类经·疾病类》中解释为："瘨，癫同。"《说文解字·疒部》曰："瘨，病也。"《说文解字·页部》曰："颠，顶也。"也有人认为"颠疾"为"癫"[90]。

隋唐时期，巢元方在《诸病源候论》中将癫分为"阳癫""阴癫""风癫""湿癫""马癫"五癫。杨上善在《黄帝内经太素·经脉病解》中提到："僵仆而倒，遂谓之颠也。"此处对于"颠"的描述符合现代对癫痫症状的认识，所以此时的"颠疾"也等同于"癫疾"。孙思邈在《备急千金要方·卷

[89] 姜德友，宁式颖. 癫狂病源流考 [J]. 中华中医药学刊，2008，26（12）：2544-2547.

[90] 邢玉瑞. 汉代中医癫病认知模式研究 [J]. 中医杂志，2012，53（20）：1790-1792.

十四》中对癫的描述有"风癫掣疭，口眼张大，口出白沫，或作声或死，不知人""其有种种形相示表癫邪之端，而见其病。或有默默而不声，或复多言而漫说，或歌或哭，或吟或笑，或眠坐沟渠，啖食粪秽"，说明在隋唐时期，"癫"除了指现代癫痫病外，还指阴癫。

宋金元时期，《鸡峰普济方·癫疾》首次认为"癫"是一种异常的精神疾病："癫者，精神不守，言语错乱，甚则登高骂詈，或至狂走；痫者，发则仆地，嚼舌吐沫，手足搐搦，或作六畜之声，顷刻即苏。""癫"的历代描述总结见表4.2。

综上，癫在秦汉以前是以"颠"或"瘨"的病名记录在古籍中；自秦汉时期开始，才称为"癫"；至隋代，指发作性跌仆的癫痫病；唐代开始有"沉默痴呆，静而多喜"的阴癫和癫痫的混称；宋金元时期，癫与痫合称"癫痫"；至明清时期，多指"癫痫"与精神疾病。

表4.2 "癫"的历代描述

朝代	著作	书中描述
秦汉以前	《足臂十一脉灸经》	数瘨疾
秦汉时期	《黄帝内经》	邪入于阳，转则为癫疾
	《说文解字》	瘨，病也
隋唐时期	《诸病源候论》	阳癫、阴癫、风癫、湿癫、马癫
	《黄帝内经太素》	僵仆而倒，遂谓之颠也

朝代	著作	书中描述
隋唐时期	《备急千金要方》	风癫掣疭，口眼张大，口出白沫，或作声或死，不知人
		其有种种形相示表癫邪之端，而见其病。或有默默而不声，或复多言而漫说，或歌或哭，或吟或笑，或眠坐沟渠，啖食粪秽
宋金元时期	《鸡峰普济方》	癫者，精神不守，言语错乱，甚则登高骂詈，或至狂走；痫者，发则仆地，嚼舌吐沫，手足搐搦，或作六畜之声，顷刻即苏

③狂

"狂"在《说文解字》中解释为"狾犬也"，意为发疯的狗。但其本义的应用较为少见，多用其引申义来形容人，引申为"人的精神失常"[91]，如《诗经·齐风·东方未明》所云"折柳樊圃，狂夫瞿瞿"，《史记·淮阴侯列传》所载"故曰'狂夫之言，圣人择焉'"，均指人。

《道德经》第十二章："五色令人目盲；五音令人耳聋；五味令人口爽；驰骋畋猎，令人心发狂；难得之货，令人行妨。是以圣人为腹不为目，故去彼取此。"河上公在《老子河

---

[91] 陈瑶. 简论流行语"狂"族词的类词缀化现象 [J]. 长春师范大学学报，2021，40（5）：83-86，101.

上公章句》中解释上句为"人精神好安静，驰骋呼吸，精神散亡，故发狂也"，说明"狂"是因为精神失常。《韩非子·解老》曰："心不能审得失之地，则谓之狂。"自此"狂"明确指人的一种非正常状态，即病态。

至《难经·二十难》之"重阴者癫，重阳者狂"，《难经·五十九难》之"狂之始发，少卧而不饥，自高贤也，自辩智也，自贵倨也，妄笑好歌乐，妄行不休是也。癫疾始发，意不乐，直视，僵仆"，对癫与狂的症状及阴阳属性进行了鉴别。

明清时期，《医灯续焰·癫狂脉证》亦明确提出"癫乃重阴，狂乃重阳"，不仅通过症状描述鉴别癫与狂，而且提出癫属阴、狂属阳的观点。

《生生堂治验》有两则"狂痫"验案："建仁寺街近江屋某女，年甫八岁，患狂痫，休作有时，发则心气恍惚，妄言不已，诸治不验""夷川间街北井筒屋喜兵卫妻，发狂痫。发则欲把刀自杀，或欲投于井，终夜狂躁不寝"。古人认为"狂痫"多指小儿狂病。自此，狂作为一种阳病，并且有异于癫、痫，与今之认识无异。

综上所述，狂在秦汉时期已经明确为阳性的精神疾病，经后世发展，人们对狂的认识逐渐成熟。"狂"的历代描述总结如表 4.3。

表4.3 "狂"的历代描述

朝代	著作	书中描述
秦汉以前	《诗》	折柳樊圃，狂夫瞿瞿
	《道德经》	驰骋畋猎，令人心发狂
	《韩非子》	心不能审得失之地，则谓之狂
秦汉时期	《难经》	重阴者癫，重阳者狂
		狂之始发，少卧而不饥，自高贤也，自辩智也，自贵倨也，妄笑好歌乐，妄行不休是也。癫疾始发，意不乐，直视，僵仆
	《说文解字》	狂，狾犬也
明清时期	《医灯续焰》	癫乃重阴，狂乃重阳
	《生生堂治验》	建仁寺街近江屋某女，年甫八岁，患狂痫，休作有时，发则心气恍惚，妄言不已，诸治不验
		夷川间街北井筒屋喜兵卫妻，发狂痫。发则欲把刀自杀，或欲投于井，终夜狂躁不寝

三、癫狂痫病因辨析

1. 先天因素

痫病始于幼年者多见，"病从胎气而得之"，与先天因素密切相关。"痫"多为胎儿在母腹中时，因禀赋异常，脏腑之气不平，出生之后一旦遭遇情志刺激，则气机逆乱，阴阳失调，神机失常而病。如《素问·奇病论》云："此得之在母腹中时，其母有所大惊，气上而不下，精气并居，故令子发为巅疾也。"《时方妙用·癫狂痫》曰："痫病多由胎中受惊，一触而发也。"

2. 七情内伤

癫与狂的发生与七情内伤密切相关，或因恼怒，或因肝郁等，影响肝胆心而发病。《医方考·癫狂门》中记载，"癫狂，皆失心也"，认为其发病与心关系密切。

《灵枢·癫狂》载有"狂始生……得之忧饥""狂言、惊、善笑、好歌乐、妄行不休者，得之大恐""狂者多食，善见鬼神……得之有所大喜"，可见"忧""大恐""大喜"等情绪皆可致狂。《古今医统大全·癫狂门》曰："有思虑过多，脾伤失职，心之官亦主思，甚则火炽，心血日涸，脾液不行，痰迷心窍，以致癫狂，二因也。"《证治汇补·癫狂》云："二症之因，或大怒而动肝火，或大惊而动心火。"所以，癫与狂可因恼怒郁而不解，肝失疏泄，心火炽盛，心神被扰而发病；或因肝郁痰结，心窍被阻而发病；或因暴怒伤肝，肝火冲心犯脑而发病；或气机郁滞，血行凝涩，致气滞血瘀或痰瘀互结，气血不荣脑髓，神机失用而病[92]。总之，"癫"多由积忧、积郁，并多在心、脾，三阴蔽而不宣，情志之所感，意志不畅所致；"狂"则起于暴怒、郁怨，肝胆气逆，木火乘胃，津液被熬，结为痰火，痰火上扰，心窍被蒙，神志逆乱而发[93]。因此，《临证指南医案·癫痫》云："病在肝胆胃经，三阳并而上升，故火炽则痰涌，心窍为之闭塞。"

此外，小儿出生后受惊也可致痫，《景岳全书·癫狂痴呆》云："盖小儿神气尚弱，惊则肝胆夺气而神不守舍，舍空则正气不能主，而痰邪足以乱之。"《素问·举痛论》也指出："惊则气乱。"小儿元气未充，脏腑娇嫩，神气怯弱，易因惊恐而发病。突遭惊恐，气机逆乱，心肝脾等脏腑受损则生痰，一遇诱因，易发痫病。

3. 饮食失节

《胎产指南·产后癫狂》云："谓服膏粱芳香等则热气剽悍，发为癫狂。"《傅青主男科重编考释·癫狂门》曰："此症多生于脾胃之虚寒，饮食入胃，不变精而变痰，痰迷心窍，遂成癫狂。"所以，嗜食肥甘膏粱厚腻，影响脾胃功能，脾胃运

---

[92] 周仲瑛. 中医内科学 [M]. 北京：中国中医药出版社，2007.

[93] 赵万林，郑频闻. 癫、狂、痫病因病机及辨证施治的异同点 [J]. 承德医学院学报，1997（1）：48.

化失司，聚湿成痰，痰浊内生，郁而化火，蒙蔽神窍，致神志失常而发癫狂。

《太平圣惠方·治小儿食痫诸方》曾对小儿食痫进行描述："夫小儿食痫者，由脏腑壅滞，内有积热，因其哺乳过度，气血不调之所致也。"小儿因饮食失调，损伤脾胃，导致气机壅滞，生痰生热动风易发癫痫。

4. 外部因素

《诸病源候论·风癫候》曰："风癫者，由血气虚，邪入于阴经故也。人有血气少，则心虚而精神离散，魂魄妄行，因为风邪所伤，故邪入于阴，则为癫疾。"由此可见，受风邪可发"癫疾"。

脑部外伤也可致痫，正如《读医随笔·风厥痉痫》中记载："癫痫之病，其伤在血，寒、热、燥、湿之邪，杂然凝滞于血脉，血脉通心，故发必昏闷，而又有抽掣叫呼者，皆心肝气为血困之象，即所谓天地之疾风是也。"跌扑损伤可导致脑窍受损，瘀血阻络，经脉不畅，脑神失养，神机逆乱而为痫病。

癫狂痫或因七情内伤，或因饮食失节，或因外邪而致病，病因复杂，有相同之处，癫狂痫皆可因饮食失节致脾胃损伤而发病。但细考三者病因，各有其特点。如《医学妙谛·杂症》中提到"癫出积忧积郁……狂由大惊大恐"，《证治汇补·癫狂》也认为"多喜为癫，多怒为狂"。因此，癫多因"忧"，狂多因"怒"，痫多因"惊"。

四、癫狂痫病机辨析

1.痰蒙神窍

《万氏家抄济世良方·癫狂》曰："癫属阴，狂属阳；癫多喜，而狂多怒。脉虚者可治，脉实者死。大率多因痰结于心胸间。"《证治汇补·癫狂》云："有忧愤沉郁，痰食交结胸中，以致狂歌痛哭，裸裎妄骂，瞪视默默。"心脾气结，郁而生痰，痰气互结，蒙蔽神机则发癫狂。

朱丹溪认为痫亦多因痰致。《丹溪心法·痫》云："以其病状偶类之耳，非无痰涎壅塞，迷闷孔窍。"《丹溪治法心要·痫证》曰："痫不必分五等，专主在痰，多用吐法。有惊、有痰、有火，大率行痰为主。"《寿世保元·痫症》言："肝虚则生风，脾虚则生痰。蓄极而通，其发也暴，故令风痰上涌而痫作矣。"痰聚气逆闭阻，蒙蔽清窍，则痫病发作。《冯氏锦囊秘录·方脉痫病合参》进一步说明"盖痫乃痰瘀结于心胸之间"，痰瘀凝结胶固，结于心胸，一遇诱因则癫痫发作。因此，痫病的发生多与痰关系密切。

2.痰火扰心

大怒易动肝火，大惊易动心火，木火乘胃易烧灼津液，进而生痰火，因此情志因素可生痰生火，影响心神。《古今医统大全·论癫狂病有同异之分》云："癫狂之病，总为心火所乘，神不守舍，一言尽矣。"火盛可致狂，如《素问·至真要大论》记载"诸躁狂越，皆属于火"，《证治汇补·癫狂》言"五志之火，郁而成痰，为癫为狂"。痰郁日久，易郁而化火，痰火蓄结阳明，则扰乱心神，易发癫狂。

《针灸聚英·痫》曰："俱是痰火，不必分牛马六畜。"《医学刍言·癫、狂、痫》云："痫者，卒倒无知，口角流涎，手足抽掣，数刻即醒，或数日，或数月再发，皆属痰火。"《考证病源·痫症者寻痰火之轻重》载："痫症大率属痰火与惊。"所以，痫病发生多是痰郁化火，或痰火炽盛。

3. 气血不足

气血不足而受外邪亦可致狂。《普济方·风邪癫狂》曰："夫妇人癫狂病者，由血气虚，受风邪为害也。"《诸病源候论·妇人产后病诸候上》云："产则伤损血气，阴阳俱虚，未平复者，为风邪所乘，邪乘血气，乍并于阳，乍并于阴，故癫狂也。"《太平圣惠方·治妇人风邪癫狂诸方》曰："夫妇人癫狂病者，由血气虚，受风邪所为也。"通过文献可知，此处所论癫狂多指狂病，当人体气血亏虚时，风邪趁虚而入，入于阳则为狂，多见于妇人产后。

4. 气滞血瘀

气滞血瘀是狂病的一个重要病机，为后世辨治提供从

"瘀"论治的思路。肝气郁结，胆气不平，心胆失调，心神扰乱而病癫狂，如《医林改错·癫狂梦醒汤》所言"癫狂一症，哭笑不休，詈骂歌唱，不避亲疏，许多恶态，乃气血凝滞，脑气与脏腑气不接，如同作梦一样"，此处通过症状可知"癫狂"实指"狂病"。周学海在《读医随笔·痉厥癫痫》中提到"小肠脉中有凝痰瘀血，阻窒心气，亦发为癫也"，认为癫可由瘀血凝滞而发。气滞血瘀，凝滞脑气，神机失养而为癫与狂。

总之，癫狂痫的发生多与七情内伤、饮食失节、外部因素等相关，损及心、脾、胃、肝、胆、脑，使脏腑功能失调，阴阳失衡，从而产生痰、痰火、瘀血等病理产物，进而出现痰蒙神窍、痰火扰心、气血不足、气滞血瘀等病机，由此而发癫狂痫病。总体来看，单从虚实上区分，癫属虚，狂、痫属实，恰如《苍生司命·癫狂痫》所言："癫证属不足，狂痫属有余。"

五、癫狂痫治则治法辨析

1. 治则治法之同

（1）清火除痰法

《苍生司命·癫狂痫》曰："癫宜归身、生地、枣仁、石菖蒲、连、芍为君，加清热消痰药，仍服朱砂安神丸。狂宜三黄石膏、黄连解毒，日服玄明粉三钱，甚则牛黄丸、三承气汤加减急下之。"《金匮翼·癫狂惊痫》曰："狂病多火而属阳……治此者以治火为先。"以上两段文字对癫、狂分别提出了不同的治法，认为癫应以补为主，而狂以清、下为主，但癫在补的同时应加清热消痰之药。此外，《医学正传·癫狂痫证》也提出"神不守舍，狂言妄作，经年不愈，如心经蓄热，当清心除热，如痰迷心窍，当去痰宁心，宜大吐大下愈"，《医旨续余·上卷》认为"彼癫狂……大抵皆痰火所致"，均将清热除痰作为重要的一步。

在《医学刍言·癫、狂、痫》中，对癫、狂、痫的治法为"用药清火化痰：实证滚痰丸，当归龙荟丸；虚证磁朱丸，桂枝龙骨牡蛎汤去桂加阿胶，朱砂安神丸"，提出用清火化痰法治疗。《医学实在易·实证》载有"癫狂与痫本难医，痰火迷神四字规，风引汤为《金匮》法，磁朱缓步滚痰追"，认为癫狂痫均可由痰火所致，治疗更宜清火化痰。《医学心悟·癫狂痫》认为治疗痫病需重视化痰："痫症，则痰涎聚于经络也。……而为痰涎则一，定痫丸主之。"

由此可知，清火化痰法是治疗癫狂痫的一种主要方法和基本治疗原则。

（2）涌吐法

用涌吐的方法治疗疾病来源于《黄帝内经》,《素问·阴阳应象大论》曰："其高者，因而越之""在上者涌之。"所谓"越之""涌之"，都是指吐法而言。文中指出了吐法的适应证，寓就近祛邪之治疗思想。北齐徐之才提出的"十剂学"中的"宣剂"，有"宣可决壅"的作用，也包括有吐法的意义在内。吐法的应用在后世医家中得以拓展。张仲景运用以瓜蒂散为代表的吐法方剂治疗结胸证、痰厥、宿食壅滞等；巢元方在《诸病源候论》中提出用吐法治疗"伤寒四日候""伤寒取吐候""伤寒心否候"等症；许叔微运用吐法治中风；至张子和主张"凡上行者，皆吐法也"，将吐法的应用推广到了极致。现代文献研究表明，运用吐法对脑瘤、食道癌、贲门癌、肺癌的治疗上取得了一定疗效。

癫狂痫皆因痰为病，患者多出现痰涎壅盛的症状，所以在治疗时，若其痰涎阻于上焦，可据"其在上者，因而越之"用涌吐痰涎法治疗。《苍生司命·癫狂痫》云："痫病未发时，即行吐法，涌尽痰涎。"《张氏医通·狂》曰："狂之为病……当涌吐兼利。"《张氏医通·痫》曰："痰多者，戴人三圣散以吐之。"以上均提示在治疗狂与痫时多用吐法，而癫病用吐法的记载较少。

（3）情志疗法

情志疗法作为传统的中医疗法，核心思想是注重形神合一的整体观念，重点强调通过调畅情志的方法促进疾病向愈。情志疗法在临床中的应用，因其设计简单，便于临床开展治疗，相较其他疗法更能提高患者依从性。中医情志疗法致力于在真实自然的治疗场景下调整患者情志，帮助患者减少不良情绪，在诸多疾病的治疗中起到了积极的促进作用，值得推广[94]。

---

[94] 葛君丽，曹斌，丛丛，等.中医情志疗法在心系疾病中的应用概述 [J].山东中医杂志，2021，40（8）：890-894.

情志疗法来源于《素问·阴阳应象大论》中所记载的"恐胜喜""悲胜怒""喜胜忧""怒胜思""思胜恐"的情志相胜理论，临床治疗某些情志类疾病取得较好的疗效。《儒门事亲·病怒不食》记录病案一例，患者"叫呼怒骂，欲杀左右，恶言不辍"，似有狂病，张子和用美食诱之，使患者由怒转喜，"喜则百脉皆舒"，其病痊愈。吴昆在《医方考》中说："情志过极，非药可愈，须以情胜之。"追溯癫狂的发病原因，采用循因辨治的情志疗法，在某些特定症状中可收到桴鼓之效。

虽然古代医者对癫狂痫的认识有一定差异，但在治则治法上存在共同点，即根据病情的轻重和具体症状都曾运用清火涤痰、涌吐、调情志等方法治疗。

2. 治则治法之异

癫狂痫作为三种不同的疾病，因其病因病机各有偏重，所以在治则治法上必然存在差异。鉴于此，通过对古籍文献的梳理和分析，将癫狂痫的治则治法总结为以下两点。

（1）补虚调中治癫、痫

《医学正传·癫狂痫证》曰："痫宜乎吐，狂宜乎下，癫则宜乎安神养血，兼降痰火。"因癫病患者日久脾虚失运，生化乏源，气血俱衰，故提出癫以安神养血为治。《厘正按摩要术·痫证》也指出痫病"以补肾为本"。所以，调中补虚主要针对癫与痫病，其中癫病多以养血为主，痫病多以补肾为本，而狂病多为阳证，故少补而多清泻。

（2）重镇安神以治狂

重镇安神法主要用于治疗狂病，在癫、痫病的治疗中应用较少。《素问·病能论》云："帝曰：有病怒狂者，此病安生？岐伯曰：生于阳也。……帝曰：治之奈何？岐伯曰：夺其食即已。夫食入于阴，长气于阳，故夺其食即已。使之服以生铁洛为饮，夫生铁洛者，下气疾也。"文中提出用生铁落饮重镇安神治疗狂病，开生铁落饮治疗精神疾病之先河，被后世沿用。后世对于生铁落逐渐加深认识并加以应用，如张景岳说生铁落"其性寒而重，最能坠热开结"，李时珍认为其能"平肝去怯，治善怒发狂"。究其机制，一则因其质重而降，有下气疾之功；二则因狂怒肝气暴升，金能克木也，故取金气以制之。

六、小结

综上所述，癫狂痫在病名上有一定区别，癫与狂在《难经》之前混称，"癫狂"多指"狂"，而《难经》之后，两者有了明确的区分，为两种不同的疾病。癫与痫在唐代以前未做明确区分，"癫痫"在症状上偏指"癫"；唐代以后，"癫痫"多指"痫"。三者在病因病机方面难以明确区分，总体来看，癫多因"忧"，狂多因"怒"，痫多因"惊"，癫属虚，狂、痫属实。其论治多从重镇安神法、清火除痰法、涌吐法、补虚调中法、情志疗法，而癫狂痫各自的治疗又根据其具体的症状不同而稍有不同，癫多用补法，狂多用泻法，而痫治本用补法、治标用泻法。纵观历代医家对癫狂痫的记载较为丰富，故对其发展源流进行浅析，归纳整理如上，以冀对临床提供理论和诊疗参考。

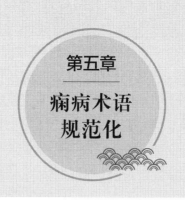

第五章

痫病术语规范化

中医学对痫病的认识较早，但不同历史时期痫病术语存在一词多义等问题。本部分应用术语学、本体学等方法，对痫病常用术语进行规范化研究。其中病名类术语，给出了词目的出处。规定为：①出——出处确切，并且为原始文献所载；②见——出处确切，但不能确定为原始文献者。

一、病名类术语

1. 痫

出《五十二病方》："痫者，身热而数惊，颈脊强而腹大。"

2. 癫疾

见《黄帝内经·灵枢》："癫疾始生，先不乐，头重痛，视举目赤，甚作极已，而烦心，候之于颜，取手太阳、阳明、太阴，血变而止。癫疾始作而引口啼呼喘悸者，候之手阳明、太阳，左强者攻其右，右强者攻其左，血变而止。癫疾始作，先反僵，因而脊痛，候之足太阳、阳明、太阴、手太阳，血变而止。"

3. 巅疾

见《黄帝内经·素问》，"帝曰：人生而有病巅疾者，病名曰何？安所得之？岐伯曰：病名为胎病，此得之在母腹中时，其母有所大惊，气上而不下，精气并居，故令子发为巅疾也。"

4. 六畜痫

见《备急千金要方》。

马痫　"马痫之为病，张口摇头，马鸣，欲反折。灸项风府脐中二壮。病在腹中，烧马蹄，末，服之良。"

牛痫　"牛痫之为病，目正直视，腹胀。灸鸠尾骨及大椎各二壮。烧牛蹄，末，服之良。"

羊痫　"羊痫之为病，喜扬目吐舌。灸大椎上三壮。"

猪痫　"猪痫之为病，喜吐沫。灸完骨两旁各一寸七壮。"

犬痫　"犬痫之为病，手屈拳挛。灸两手心一壮，灸足太阳一壮，灸肋户一壮。"

鸡痫　"鸡痫之为病，摇头反折，喜惊自摇。灸足诸阳各三壮。"

5. 暗痫

见《小儿卫生总微论方》："（暗痫）遇其发时，则暗地急，至令人僵仆，心神昏塞，志意迷闷，气乱不省，手足弹拨，战掉搐搦，喉中涎响，或吐痰沫，或作吼叫，其脉三部阴阳俱盛。每发远则终日或半日，近则一两时辰，发过便起，却如不病之人。俗呼谓之痫病，稍轻者谓之暗风。"

6. 蛇痫

见《幼幼新书》："蛇痫，身软，头举吐舌视人。"

7. 乌痫

见《幼幼新书》："乌痫，唇口撮聚，目手俱摇。"

8. 胎痫

见《小儿卫生总微论方》："（发搐真假）真者，儿在母胎中时，血气未全，精神未备，则动静喘息，莫不随母，母调适乖宜，喜怒失常，或闻大声，或有击触，母惊动于外，儿胎感于内。至生下百日以来，因有所犯，引动其疾，则身热吐呃，心神不宁，睡卧昏腾，躁啼无时，面青腰直，手足搐搦，口撮腮缩，目瞪气冷，或眼闭胶生，或泻青黄水，是胎痫也，是内脏感病，发为真搐。"

9. 风痫

见《诸病源候论》："风痫者，因衣厚汗出，而风入为之。"

10. 食痫

见《诸病源候论》："食痫者，因乳哺不节所成。"

11. 惊痫

见《诸病源候论》："惊痫者，因惊怖大啼乃发。"

12. 痴痫

见《儒门事亲》："惊气所至，为潮涎，为目瞏，为口呿，为痴痫，为不省人，为僵仆。"

13. 热痫

见《太平圣惠方》："夫小儿热痫者，由气血不和，内有积热之所致也。凡小儿骨木轻软，肠胃细微，易为伤动。若乳食不恒，脏腑壅滞，蕴蓄生热，不得宣通，热极甚者则发痫也。其状，口眼相牵，手足抽掣，口中吐沫，鼻里作声，颈项反张，腰背强直，身体壮热，或叫或啼者，是热痫之候也。"

14. 阳痫

见《诸病源候论》："病先身热，瘛疭惊啼叫唤，而后发痫，脉浮者，为阳痫，内在六腑，外在肌肤，犹易治。"

15. 阴痫

见《诸病源候论》："病先身冷，不惊瘛，不啼唤，乃成病，发时脉沉者，为阴痫，内在五脏，外在骨髓，极者难治。"

16. 五脏痫

见《备急千金要方》。

肝痫　"肝痫之为病，面青，目反视，手足摇。灸足少阳厥阴各三壮。"

心痫　"心痫之为病，面赤，心下有热，短气，息微数。灸心下第二肋端宛宛中，此为巨阙也，又灸手心主及少阴各三壮。"

脾痫　"脾痫之为病，面黄腹大，喜痢。灸胃管三壮，侠胃管傍灸二壮，足阳明太阴各二壮。"

肺痫　"肺痫之为病，面目白，口沫出。灸肺俞三壮，又灸手阳明太阴各二壮。"

肾痫　"肾痫之为病，面黑，正直视不摇如尸状。灸心下二寸二分三壮，又灸肘中动脉各二壮，又灸足太阳少阴各二壮。"

膈痫　"膈痫之为病，目反，四肢不举。灸风府，又灸顶上、鼻人中、下唇承浆，皆随年壮。"

肠痫　"肠痫之为病，不动摇。灸两承山，又灸足心两手劳宫，又灸两耳后完骨，各随年壮，又灸脐中五十壮。"

17. 五脏五畜痫

出《小儿卫生总微论方》。

犬痫 　"治肝病犬痫：伏日取犬齿，水磨汁服。又方，取犬颔骨为末服。"

羊痫／马痫 　"治心病羊痫：三月三日，取羊齿，水磨汁服。又云心病马痫，取马齿，水磨汁服。又方，取马毛烧灰为末，水服，一云马蹄。"

牛痫 　"治脾病牛痫：取牛齿，水磨服，乌牛齿最佳。又方，取白牛屎中豆服之。又方，烧蹄末服。又方，取牛鼻中木，烧灰服。"

鸡痫 　"治肺病鸡痫：取白鸡脑，水调服。"

猪痫 　"治肾病猪痫：五月五日，取猪齿，水磨汁服。又方，取猪乳服。"

18. 五痫

见《小儿药证直诀》。

犬痫 　"犬痫：反折，上窜，犬叫，肝也。"

羊痫 　"羊痫：目证，吐舌，羊叫，心也。"

牛痫 　"牛痫：目直视，腹满，牛叫，脾也。"

鸡痫 　"鸡痫：惊跳，反折，手纵，鸡叫，肺也。"

猪痫 　"猪痫：如尸，吐沫，猪叫，肾也。"

二、病因病机类术语

（一）病因类术语

1. 胎毒

胎毒为胎中受毒的简称。狭义胎毒指胎中禀受热毒，与多种后天热性疾病的发病有关。广义胎毒包括与后天发病有关的各种先天性致病因素。胎毒的形成，与父母素质、疾病遗传，以及孕妇妊娠时感受时邪、房事不节、用药不当、饮食辛热、嗜好饮酒、寒温失调等多种因素有关。

2. 风邪

风邪又称风气，简称风，是具有善动不居、轻扬开泄等特点的外邪，属六淫病邪。风邪致病，四季常有，以春季为多见。风邪多从皮毛肌腠侵犯人体而导致外风病证。风性轻扬开泄，易袭阳位，使腠理疏泄张开，常侵犯人体的上部、肌表，可见汗出、恶风、头痛、鼻塞、咽痒、咳嗽等症。风性善行而数变，病位游移，行无定处，并具有发病急、变化快的特点，如四肢关节疼痛游移不定、风疹发无定处、此起彼伏等。风性主动，致病动摇不定，可见眩晕、抽搐等。风为百病之长，是外感病的主要致病因素，常为外邪致病的先导，其他邪气多附于风侵犯人体，如风寒、风湿、风火等。

3. 火（热）邪

火（热）邪简称火（热），是具有炎热升腾等特性的外邪，属六淫病邪。火（热）邪伤人致病，一年四季均可发生。火（热）为阳邪，其性燔灼趋上，可见高热、眩晕、汗出、目赤肿痛、口苦咽干等症。火（热）易扰心神，轻者心神不宁而心烦、失眠；重者可扰乱心神，出现神昏、谵语等。火（热）易伤津耗气，一方面迫津外泄，使气随津液外泄而致津亏气耗，另一方面直接消灼煎熬津液，耗伤人体的阴气，可见咽干舌燥、小便短赤、体倦乏力等。火（热）易生风动血，使肝风内动、破血妄行，可见高热神昏、四肢抽搐、两目上视、吐血、尿血等。火邪易致阳性疮痈，因其入于血分，聚于局部，腐蚀血肉。

4. 惊

惊乃七情之一，指突然遭受意料之外的事件而引发的紧张惊骇的情绪体验，产生惊的关键是意外之事不期而至。惊虽多由外发，但常伴随其他情绪体验，以复合情绪状态存在。如因已盼望之事不期而至产生的惊喜，突遇险情而险未至的惊吓，遭受不测风云而前景未卜时的惊恐等。恐和惊不同，体验较单纯，主要为惧怕不安，伴随逃脱的企图行为，而惊可伴喜亦可伴恐。过于突然、强烈、持久的七情反应，可引起脏腑功能失调而为病。

5. 痰

痰多由外感六淫，或七情内伤，或饮食不节等，导致脏腑功能失调，气化不利，水液代谢障碍，水液停聚而形成。痰有以下特点：一是痰可随气升降，无处不到，因而病情变化多端；二是痰易阻碍气血运行，影响水液代谢，妨碍脏腑功能；三是痰邪致病多病程缠绵，不易速愈，屡止屡发。其临床表现极为复杂，如痰阻于肺，妨碍呼吸，可见咳嗽、气喘、咯痰，若痰成宿根，则屡止屡发；若痰停于胃，妨碍胃之和降，易致胃脘痞胀、恶心、呕吐痰涎；痰若在头，则妨碍清阳上升，而见头晕，甚则自觉天旋地转，且多伴呕吐；痰迷心窍，可见痴呆、朦胧，甚至昏迷；痰阻经络，在经与气血相搏，结成痰核或瘰疬，在络则阻碍气血，使之不营肌肤而见麻木等。

6. 瘀血

瘀血又称恶血、衃血、蓄血、败血、污血，由体内血行滞缓或血液停积而形成，既包括体内瘀积的离经之血，又包括因血液运行不畅，停滞于经脉或脏腑组织内的血液。瘀血是在疾病过程中形成的病理产物，形成之后，又成为某些疾病的致病因素。外邪、情志抑郁、劳倦过度、饮食不当及外伤均可导致瘀血的形成。其所致疾病具有痛处不移，肿块位置固定，出血色紫暗，患处或唇、舌、爪甲青紫，脉涩或结代等特点。

7. 饮食内伤

饮食不节、饮食不洁和饮食偏嗜等各种饮食失宜因素可影响人体生理功能，导致脏腑功能失调或正气损伤而发生疾病，如疳积、呕吐、夜盲、眩晕、中风、痫病、消渴等。

8. 外伤

外伤指因跌扑，或受外力撞击、利器损伤，以及虫兽咬伤、烫伤、烧伤、冻伤等导致皮肤、肌肉、筋骨及内脏损伤。外伤致病，多有明确的外伤史。一般来说，轻者可为皮肉损伤，血行不畅，出现疼痛、出血、瘀斑、血肿等；重者可为筋骨、内脏损伤，表现为关节脱臼、骨折、大出血、虚脱、中毒，甚至危及生命。

（二）病机类术语

1. 风痰闭窍

风邪引动伏痰，或肝风挟痰浊上犯，蒙闭心神，以风痰内阻和神志改变如痴、癫、痫、昏迷为主要病理变化，症见猝然昏仆，目睛上视，口吐白沫，手足抽搐，喉中痰鸣，舌苔白腻，脉滑等。

2. 痰气郁结

痰气相互阻结，症见情志抑郁，失眠多梦，觉咽中有物梗阻，吞之不下，吐之不出，胸胁满闷，痰多，苔白腻，脉弦滑等。

3. 痰火扰神

火热痰浊扰乱心神而导致神志异常，多因外感热邪，灼津为痰，痰火内扰心神，或外感湿热之邪，蕴成痰火，或情志刺激，气郁化火，煎熬津液为痰所致，以火热痰浊交结，内扰心神，神志不宁或发狂为主要病理变化，有外感和内伤之分，程度轻重不同。症见哭闹不休，打人骂人，哭笑无常，神志时清时昧，舌红，苔白，脉滑数等。

4. 瘀阻脑络

瘀血犯头，阻滞脑络，症见头晕，头痛如刺，痛有定处，或健忘，失眠，或头部外伤后昏不知人，面晦不泽，舌质紫暗或有斑点，脉细涩等。

5. 血虚生风

血液亏虚，筋脉失养，虚风内动，多因生血不足，或失血过多，或久病耗伤营血所致，以手足震颤、肌肉瞤动、肢体麻木等动风之象，兼有血虚表现为病机特点。

6. 心脾两虚

心脾气血虚弱，多因久病失调，或思虑过度，或饮食不节，损伤脾胃，或慢性失血，血亏气耗所致，以心气不足、心悸短气，心血不足、血不养心、心神不宁和脾虚气弱、运化失职为主要病理变化，并伴有气血亏虚的表现。症见面色㿠白，体倦乏力，心悸怔忡，短气，自汗，胸闷不舒，失眠多梦，健忘，食少便溏，舌淡，脉细等。若脾虚不能摄血，则可见慢性出血，如崩漏、便血、皮下出血等。

7. 肝肾阴虚

肝肾阴液俱虚，多因久病之后，阴液亏虚；或情志内伤，化火伤阴；或房事不节，耗损肾精；或热病日久，劫伤阴液所致。以阴液不足，形体官窍失于滋养，易出现阴阳失调为主要病理变化。肝肾阴虚，可见虚热内生；虚火上扰，则心神不安；虚火扰动精室，则精关不固；阴亏不足，冲任失充，则女子经少；肝肾阴虚，阴不制阳，肝阳升发太过，则发为肝阳上亢。症见眩晕，头胀，视物不明，耳鸣，咽干口燥，五心烦热，遗精，失眠，腰膝酸软，经少色淡，舌红少津，脉沉细或数。

三、症状体征类术语

1. 眩晕

眩晕又称眩冒、眩运，是眩与晕的统称，表现为视物昏花，模糊不清，感觉自身或外界景物旋转，严重者张目即觉天旋地转，不能站立，或伴胸中上泛呕恶，甚或仆倒。眩晕多由外感六淫、内伤七情、痰浊上蒙或气血衰少等，使脏腑阴阳失调所致，见于肝阳上亢证、心脾两虚证、脾气虚证、肾精亏虚证、痰湿内阻证、瘀血阻络证，或风眩、脑络痹、耳眩晕、晕动病、子眩、子痫、脑痿、神劳、头部内伤、项痹、药物中毒、脑瘤等疾病。

2. 胸闷

胸闷又称胸痞、胸满、胸中痞满，表现为自觉胸中堵塞不畅，满闷不舒。轻者可以耐受，重者则觉得难受，甚至发生呼吸困难。胸闷见于风寒束肺证、风痰蕴肺证、气滞胸膈证、肝气郁滞证、痰热结胸证、痰湿蕴肺证、痰阻心脉证，或胸痹、高原胸痹、心郁、心瘅、支饮、心痹、心衰、肺心病、心动悸、哮病、肺胀、肺衰、尘肺、悬饮、肺水、风厥等疾病。

3. 精神恍惚

精神恍惚表现为神志短暂丧失或不清，淡漠呆滞，无意识反应，见于心脾两虚证，或癫病、痫病等疾病。

4. 卒然昏仆

卒然昏仆表现为突然神志不清仆倒，昏不知人，见于风痰闭神证、痰火扰神证，或痫病、中风等疾病。

5. 神昏

神昏又称昏迷、昏冒、昏蒙、昏愦、昏不识人等，表现为神识丧失，呼之不应，触之不知，多由痰浊、热毒、外伤、气血逆乱、阴阳衰竭及其他强烈刺激等，使神明失主所致。神昏见于热闭心神证、痰热扰神证、痰蒙心神证、瘀阻脑络证、暑闭心包证、燥热内结证、浊毒闭神证、肝阳化风证、内闭外脱证，或外感热病、疫病类疾病以及厥病、脱病、痫病、中风、中暑、中毒、头部外伤、电击伤等疾病。

6. 四肢强直

四肢强直，一为四肢筋肉强硬，肢体伸直而不能屈曲；二为四肢关节由于某种原因而致僵硬，不能屈伸。痫病在四肢拘急抽搐前，常先呈四肢强直（此指第一种情况）。四肢强直多由风邪入侵、风寒湿阻、湿热阻络、痰热动风、肝阳化风、血瘀气滞、肝肾亏虚、阳气虚衰等所致。

7. 四肢拘急

四肢拘急表现为手足筋脉拘挛收紧，难以屈伸，多由寒邪侵袭，阳气衰微，气血凝滞，或热灼阴液，津血内竭，筋脉失养所致。四肢为诸阳之本，寒邪客于经络之中，故使其拘急不和也。有因发汗亡阳，津血内竭，不能营养筋脉而屈伸不利者；有阳气内衰，不能行于四末而拘急疼痛者。大抵有发热头痛，骨节疼而四肢拘急者，为表证；身热头痛而蜷卧不伸、四肢拘急者，为阴证。

8. 抽搐

抽搐又称瘛疭、搐搦，简称抽，表现为四肢不自主伸缩交替，抽动不已，多由热毒内盛、风阳扰动、风痰窜络、阴血亏耗等所致，见于脑系疾病、传染病、中毒、头颅外伤、厥病、子痫、产后痉病、小儿惊风、破伤风、狂犬病等疾病。

9. 两目上视

两目上视表现为目珠偏向上方，不能下转，多由风邪中络、风痰阻络、气滞血瘀，或脾气虚弱所致。

10. 口吐涎沫

口吐涎沫表现为唾液呈泡沫样从口腔吐出，见于药物服用过量中毒、痫病发作、狂犬病等疾病，提示有危急重症发生。

11. 口中怪叫

口中怪叫又称异常叫声，指痫病发作时口中作猪羊叫声。

12. 喉中痰鸣

喉中痰鸣又称痰声漉漉，简称痰鸣、喘鸣。痰涎壅盛，聚于喉间，气为痰阻，因而呼吸时喉中鸣响。喉中痰鸣见于痰壅气阻证、痰热阻肺证、痰热化风证、痰蒙清窍证、脾肾阴虚证，或肺水、肺衰、出血中风、痰厥、痫病、暴咳、久咳、初生儿喘促等疾病。

13. 神疲

神疲又称少神、神气不足，表现为精神不振，两目乏神，面色少华，肌肉松软，倦怠乏力，少气懒言，动作迟缓，多由气血不足、湿盛困脾，或痰湿内壅所致。神疲见于气血两虚证、湿盛困脾证、痰湿内蕴证、暑伤气阴证、暑湿证、肝胆湿热证、脾肾阳虚证、脾虚湿困证、心脾气虚证、肝肾阴虚证，或神劳、血劳、瘿劳、肌痿、肝著、心衰、伤暑、疰夏、肥胖病等疾病，提示正气不足，精气轻度损伤，机体功能较弱，多见于轻病或恢复期病人，亦可见于体质虚弱者。

14. 乏力

乏力指周身疲乏无力，多由气血亏虚、湿阻中焦，或脾虚湿盛所致，见于气虚证、气血两虚证、暑伤气阴证、脾肾阳虚证，或心气虚证等。

四、证候类术语

1. 风痰闭窍证

风痰闭窍证是因风邪引动伏痰，或肝风夹痰浊上犯，蒙闭心神所致，临床以素有风眩、头风、脑络痹等病，突然昏仆、昏迷，喉中痰鸣，呕吐痰涎，牙关紧闭，舌苔腻，脉弦滑等为特征的证候。

2. 痰气郁结证

痰气郁结证是因情志久郁，痰气互结于咽喉，或闭阻心神所致，临床以精神抑郁，咽喉似有梅核梗阻，咽之不下，咯之不出，随情志变动而加重或减轻，或忧虑多疑，独处不语，神情呆滞，反应迟钝，舌质淡，舌苔白腻，脉弦滑，可伴见胸闷、胁胀，善太息等为特征的证候。

3. 痰火扰神证

痰火扰神证是因痰火内盛，或痰因火动，上扰心神所致，临床以头痛，烦躁，多动、多语，少寐或不眠，注意力不集中，冲动任性，易激动、愤怒、嚎叫哭闹，难于约束，甚则哭笑无常，打人毁物，或表情肌、颈肌、四肢肌肉等迅速、反复、不规则地运动性抽动，口出秽语、恶声，舌质红绛，舌苔黄腻，脉弦滑数，指纹紫滞，可伴见颜面红赤，喜食肥甘，喉间痰鸣，大便秘结，小便短赤等为特征的证候。

4. 瘀阻脑络证

瘀阻脑络证是因中风或头部损伤，瘀血凝结，阻滞脑络所致，临床以头痛如刺，固定不移，经久不愈，面色晦暗，或颅脑损伤后昏不知人，半身不遂或瘫痪，舌质紫暗，或有瘀点、瘀斑，脉细涩，或伴见眩晕，健忘，痴呆，神志错乱等为特征的证候。

5. 血虚动风证

血虚动风证是因血虚亏损，形体筋脉失养，虚风内动所致，临床以肢体麻木，手足颤动，或胞轮振跳，舌质淡，脉细或弦，伴见头晕、眼花，面白无华，爪甲不荣等为特征的证候。

6. 心脾两虚证

心脾两虚证是因体虚或久病虚损，心脾气血阴阳亏虚所致，临床以心悸怔忡，神疲，眩晕，少寐多梦，呵欠频作，健忘，食少，腹胀，便溏，面色淡白，烦劳则甚，舌质淡或嫩，脉弱或细，可伴见产后焦虑、忧郁、悲伤欲哭，月经量少、色淡，淋漓不断，或梦交、遗精，阳痿、早泄，胞轮振跳，或痫病反复发作等为特征的证候。

7. 肝肾阴虚证

肝肾阴虚证是因肝肾阴分亏虚，虚热内扰所致，临床以眩晕，耳鸣，五心烦热，低热，颧红，腰膝酸软，视物不清，甚则视歧，舌质红，舌苔少，脉细数，或伴见胸胁疼痛等为特征的证候。

五、治则治法类术语

（一）治则

1. 急则治标

急则治标与缓则治本相对，是在大出血或暴泻、剧痛、尿闭等标病、标症紧急的情况下，及时采用止血或止泻、止痛、利尿等救治标病、标症的方法，然后再治其本病的治疗原则。如痫病发作期以开窍醒神定痫法治其标。

2 缓则治本

缓则治本与急则治标相对，是在病势相对缓和，或病情稳定的情况下，先治疗其本病，或采取以调理、补益等为主的治疗原则。如痫病休止期以祛邪补虚法治其本。

3. 标本兼治

标本兼治又称标本同治，是在病证出现标本并重的情况下，采用治标与治本相兼或同时并用的治疗原则。

4. 扶正固本

扶正固本又称扶正培本，是对于正气亏虚等所致病证，采用培补正气法以愈病的治疗原则。

5. 扶正祛邪

扶正祛邪又称扶正达邪，是对于正气虚弱而病邪不能外达，或因虚致实等病证，采用扶助正气为主，辅之以祛邪的方法，以促使正胜邪退的治疗原则。

6. 祛邪扶正

祛邪扶正又称祛邪安正，是对于邪气实而正气偏虚，或因实致虚等病证，采用消除病邪为主，辅之以扶正的方法，以促使邪去而正安或正复的治疗原则。

7. 攻补兼施

攻补兼施是对虚实夹杂，或虚实程度相当的病证，采用扶正与祛邪并重，或相机先后，或主次处理策略的治疗原则。

（二）治法

1. 开窍法

开窍法泛指运用具有开闭通窍、苏醒神志等作用的方药或相关疗法，以治疗邪气闭阻所致病证的一类治法。

2. 情志疗法

情志疗法又称精神疗法，是指通过意示、开导及以情胜情、移情易性、暗示解惑等方式，调节患者的精神与情志状态，以防治相应疾病的一种意疗法。注：本法常用于精神或情志因素起主导作用的疾患。

3. 息风定痫法

息风定痫法是运用具有息风止痉、祛痰定痫等作用的方药或相关疗法，以治疗风痰所致痫病的治法。

4. 解郁化痰法

解郁化痰法是指理气解郁药与祛痰药并用，以治疗痰气互结、痰气郁结等所致病证的治法。

5. 清心豁痰法

清心豁痰法是指清心泻火药与豁痰药并用，以治疗痰火扰神所致病证的治法。

6. 化瘀通脑法

化瘀通脑法是指运用具有活血化瘀、疏通脑络等作用的方药或相关疗法，以治疗瘀阻脑络所致病证的治法。

7. 养血息风法

养血息风法又称和血息风法，是指运用具有补养肝血、止痉息风等作用的方药或相关疗法，以治疗血虚动风所致病证的治法。

8. 补益心脾法

补益心脾法又称补益心脾气血法，是指运用具有益气养血、调养心脾等作用的方药或相关疗法，以治疗心脾气血两虚所致病证的治法。

9. 滋补肝肾法

滋补肝肾法又称滋肾养肝法、滋水涵木法、滋养肝肾法，是指运用具有滋养或填补肝肾精血等作用的方药或相关疗法，以治疗肝肾阴虚或水不涵木所致病证的治法。